Deine beste Zeit ist jetzt

Petra van Bremen

& Helene van Santen

Deine beste Zeit ist jetzt

Mit Energie und Stil in die zweite Lebenshälfte

aus dem Niederländischen von
Christiane Burkhardt und Janine Malz

KNESEBECK

Für alle Frauen

Inhalt

Vorwort   8

I   Mind   **10**
1   Das richtige Mindset   13
2   Folge deinen Träumen   25
3   Liebe und Sex   59

II   Body   **68**
4   Natürliche Schönheit   71
5   Fit & in Form   77
    Übungen   90
6   Ernährung   103
7   Die Wechseljahre   111

III   Beauty   **124**
8   Hautpflege   127
9   Tägliche Beautyroutine   137
10 Die Grauhaarrevolution   147

IV   Fashion   **164**
11 Mode & Styling   167
    Must-haves   172
12 Roter Teppich und Mode-Shootings   183
13 So wichtig sind Vorbilder   193

Dank   201

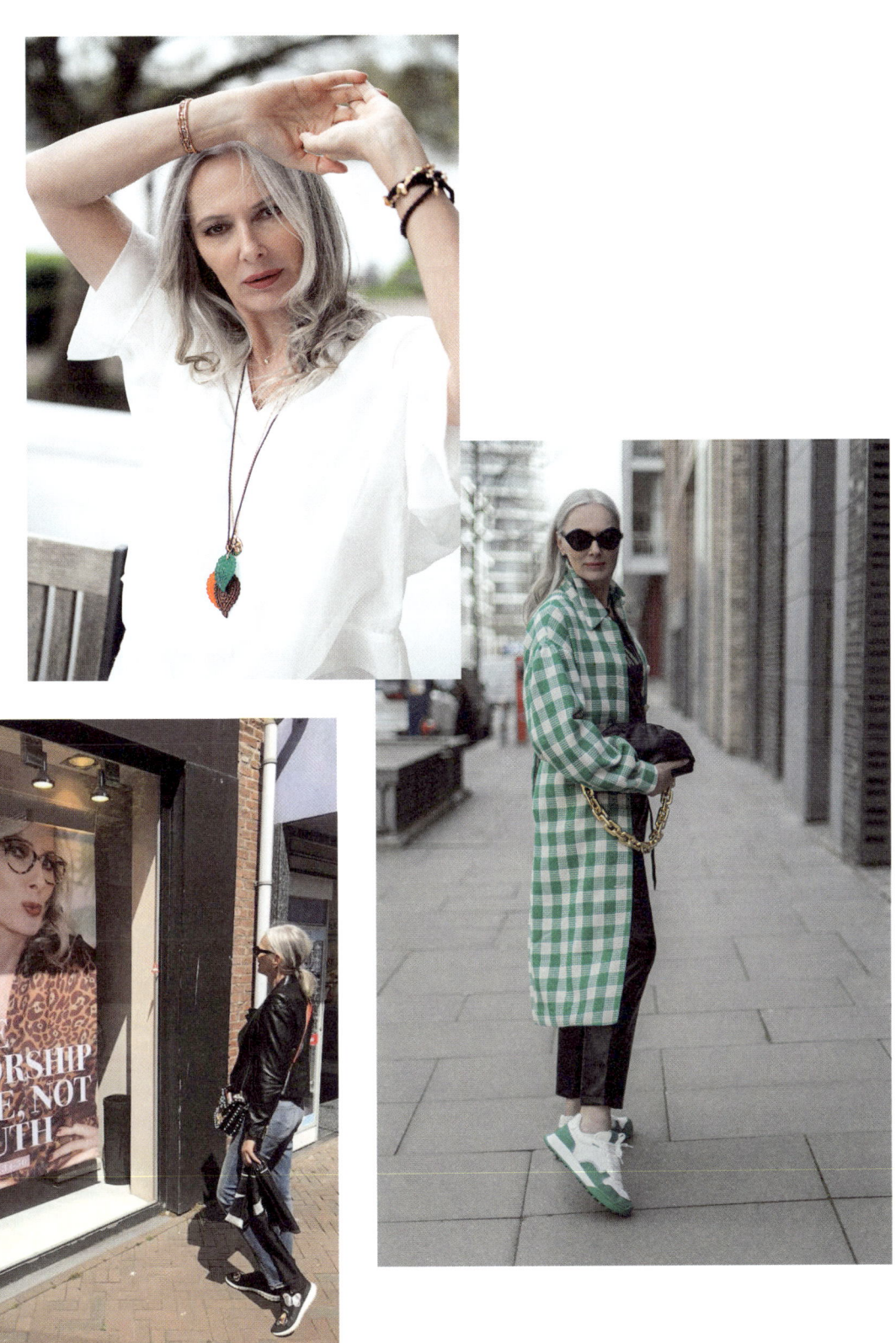

Vorwort

PETRA

Mein Lebensmotto lautet: Frauen haben kein Verfallsdatum. Es ist meine Mission, Frauen dazu zu inspirieren, ihre Träume zu verfolgen – auch, nein, vor allem nach ihrem fünfzigsten Geburtstag. Das fängt beim richtigen Mindset an: Verinnerlicht, wer ihr seid, was ihr könnt, und akzeptiert euer Alter. Und achtet darauf, dass ihr fit, energetisch und vital bleibt. Körper & Geist sind untrennbar miteinander verbunden, und wenn die innere Einstellung stimmt, wird man euch das ansehen!

Ich bin der lebende Beweis dafür, dass ihr auch mit 50+ noch das Leben führen könnt, von dem ihr immer geträumt habt. Mit meinem fünfzigsten Lebensjahr bekam meine Modelkarriere, die ich mir schon einmal als junges Mädchen und in meinen Zwanzigern aufgebaut hatte, neuen Schwung, weil ich den Mut besaß, meine grauen Haare nicht zu färben. Seitdem bin ich in zahlreichen Werbekampagnen und Modereportagen in ganz Europa zu sehen, daneben regelmäßig im Fernsehen, in Zeitungen und Zeitschriften. Und ich arbeite als Influencerin, denn wer sagt, dass Social Media nur was für junge Leute ist?

Ich glaube an natürliche Schönheit und akzeptiere das Älterwerden als natürlichen Prozess. Das macht das Leben deutlich einfacher und besser. Ich freue mich auf all die neuen Erfahrungen und Abenteuer, die mir begegnen. Aber auch mein Leben ist nicht jeden Tag nur rosig. In diesem Buch teile ich meine Lebenserfahrungen und alle Lektionen, die ich im Lauf der Jahre gelernt habe. Damit möchte ich euch inspirieren, euer inneres Gleichgewicht zu finden und ein erfülltes, glückliches Leben zu führen – ob mit fünfzig, sechzig, siebzig … oder gar mit hundert!

HELENE

Im Büro meiner Mutter hing früher der Sinnspruch: »*Shoot for the moon, even if you miss, you will land among the stars.*« Flieg zum Mond, selbst wenn du ihn verfehlst, führt dich dein Weg zu den Sternen. Inzwischen hängt er in meinem Büro, in der Redaktion der *Magriet,* DER niederländischen Zeitschrift und Online-Plattform für Frauen über fünfzig. Er erinnert mich jeden Tag daran, nicht davor zurückzuschrecken, meine Träume zu verfolgen. Ich bin eine große Verfechterin von *female empowerment* und möchte Frauen dazu ermutigen, das Beste aus sich herauszuholen. Denn dafür gibt es keine Altersgrenze.

Für dieses Buch habe ich Petras inspirierende Lebensgeschichte aufgeschrieben und zahlreiche Expert:innen auf allerlei Gebieten befragt: Psychologie, Sport, Ernährung, Mode und Beauty. Diese verraten uns ihre besten Praxistipps für eine glückliche und aktive zweite Lebenshälfte. Dank ihnen weiß ich: Das Beste kommt erst noch. Als ich dieses Jahr vierzig wurde, war ich anders als viele Gleichaltrige froh, diesen Meilenstein erreicht zu haben. Was für ein fabelhaftes Alter! Ich bekam von Freundinnen Geburtstagskarten mit der Aufschrift »*40 is the new 20!*« Gut gemeint, aber ich dachte nur: hoffentlich nicht. Ich bin nämlich viel lieber vierzig und überzeugt, dass ich in zehn Jahren noch genauso denken werde. Um diese Denkweise zu befördern, haben Petra und ich dieses Buch geschrieben. Wir hoffen, euch viele Anregungen zu liefern, damit eure zweite Lebenshälfte die beste überhaupt wird.

Das Beste kommt erst noch.

I

MIND

Mind

Mind

Mind

Mind

Mind

KAPITEL 1

Das richtige Mindset

PETRA

Das Älterwerden hat ein massives Imageproblem. Jeder will lange leben und insofern älter werden, aber niemand will alt sein oder, noch schlimmer, alt aussehen. Ich habe kein Problem mit dem Älterwerden. Ich möchte wirklich keine zwanzig mehr sein und bin sehr glücklich mit meinem Leben als Sechzigjährige. Mein »Geheimnis« besteht darin, dass ich akzeptiere, eine Frau von Anfang sechzig zu sein. Diese Einstellung habe ich verinnerlicht.

Ich kämpfe auch nicht gegen mein Alter an! Wenn ich in den Spiegel schaue, sehe ich auch keine Sechzigjährige, sondern einfach mich. Ich fühle mich nicht alt und verhalte mich dementsprechend nicht so.

> **Ich möchte wirklich keine zwanzig mehr sein.**

Denn was bedeutet das eigentlich – »alt«? Das hängt ganz davon ab, was man damit verbindet. *Älterwerden* hingegen finde ich spannend und wichtig. Wir wollen doch alle ein langes, gesundes und glückliches Leben führen. Dann muss Älterwerden erstrebenswert sein. Ich hoffe, ein hohes Alter zu erreichen, und bin dankbar für jeden Tag, der mir vergönnt ist. Es gibt Menschen, die nicht älter werden, obwohl sie sich nichts sehnlicher wünschen. Deshalb jammere ich nicht. Mir sind auch Begriffe wie *Anti-Aging* oder *Ageless* zuwider. Ich bin bestimmt nicht anti-älter geworden und mit Sicherheit auch nicht alterslos, das ist niemand. Ganz im Gegenteil: Wir müssen lernen, unser Alter zu begrüßen.

Außerdem finde ich es sehr schön, dass man mit den Jahren persönlich reift. Ab vierzig wird das Leben erst so richtig interessant: Man hat etwas erreicht, weiß, wer man ist, und ist nicht mehr so unsicher wie früher. Zudem besitzt man jede Menge Lebenserfahrung. Für mich ist es schlicht eine Frage der Entscheidung: Man kann sich alt fühlen und das ganz schrecklich finden. Oder man kann sagen: Ich fühle mich nicht alt, möchte aber gerne alt werden. Dann entwickelt man ein gesundes Verhältnis dazu. Ich vergleiche mich auch nicht mit jüngeren Frauen, das hätte gar keinen Sinn. Warum sollte ich?

Aber machen wir uns nichts vor: Älterwerden hat natürlich auch Nachteile. Nicht umsonst heißt es: Altwerden ist nichts für Feiglinge. Die Schwerkraft macht sich körperlich bemerkbar, alles beginnt zu hängen.

> **Inzwischen ist mir egal, was andere von mir halten oder über mich sagen.**

Man muss sich mehr anstrengen, um fit und vital zu bleiben, aber möglich ist es durchaus. Ich bin der lebende Beweis dafür. Neben den Nachteilen sehe ich jedoch auch klare Vorteile, es kommt einfach nur darauf an, wie man mit dem Alterungsprozess umgeht. Inzwischen ist mir egal, was andere von mir halten oder über mich sagen. Wenn sie mich nicht mögen oder sich nicht mit dem identifizieren können, was ich verkörpere, sollen sie mich doch einfach in Ruhe lassen. Früher haben mich negative Reaktionen runtergezogen. Heute nicht mehr. Inzwischen weiß ich, dass negative Menschen oft mit sich selbst zu kämpfen haben. Ich habe auch schon mit mir gekämpft und Phasen der Unsicherheit erlebt, aber heute glaube ich an mich und traue mich, bei mir zu bleiben in allem, was ich tue. Ich habe hart dafür gearbeitet, um dort hinzukommen, wo ich heute stehe. Es ist mir nicht zugeflogen, sondern ich habe mir Ziele gesetzt und hatte keine Angst, noch mit 50+ meine Träume zu verfolgen, mich nicht davon abbringen zu lassen. Das Schöne am Älterwerden ist ja, dass ich mich nicht mehr beweisen muss: Ich weiß, wer ich bin, was ich kann und wo ich hinwill. Diese Selbstsicherheit schenkt mir innere Gelassenheit.

Früher galt man mit sechzig als alt und verbraucht, aber der durchschnittliche Sechzigjährige von heute steht ganz anders da. Wir leben auch länger – viele von uns werden neunzig oder hundert Jahre alt. Darum ist es absurd, zu glauben, ab fünfzig gehörte man zum alten Eisen, es gibt schlichtweg keine Altersgrenze, keine Barriere. Mit sechzig kann man noch genauso energiegeladen sein wie vorher, voller Lebensfreude, und seine Träume verwirklichen. Natürlich gibt es auch gewisse Sorgen, die einen beschleichen. Als ich sechzig wurde, hatte ich die jedenfalls. Auf einmal fiel ich in ein großes Loch. Nicht aufgrund meines Alters, sondern weil mich plötzlich Gedanken und Gefühle überkamen wie: Wie viele gute Jahre habe ich noch? Bleibe ich gesund? Was kann und muss ich regeln, falls dem nicht so sein sollte? Und zu guter Letzt: Womit fülle ich die verbleibenden Jahre? Dabei spielte die Demenz meiner Mutter eine große Rolle. Nun, da ich selbst in ein gewisses Alter kam, musste ich mich damit auseinandersetzen, dass mich womöglich einmal dasselbe Schicksal ereilt, da die Krankheit erblich sein kann. Letztlich kam ich aus diesem Tief wieder heraus, indem ich mit meinem Mann Michael und mit Freundinnen darüber sprach. Mir wurde klar, dass solche Albtraumszenarien einen nur lähmen. Natürlich ist es gut, sich über die Zukunft Gedanken zu machen und einen Plan zu haben für das »Was, wenn«, aber dieses »Was, wenn« kann positiv oder negativ ausfallen. Warum sollte das

> **Mit sechzig kann man noch genauso energiegeladen sein wie vorher.**

Leben zwischen sechzig und neunzig nicht genauso schön sein können wie zwischen dreißig und sechzig? Meine Botschaft lautet daher: Auf jeden Fall über das »Was, wenn ... ich krank werde?« nachdenken und für den Ernstfall vorsorgen, aber auch einen Plan für das »Was, wenn ... ich gesund bleibe?« haben und wissen, was man noch alles mit der verbleibenden Zeit anstellen will. Denn man ahnt ja tatsächlich nicht, wie viel Zeit einem noch beschieden ist. Natürlich sind die Jahre zwischen sechzig und neunzig anders als die zuvor. Aber man ist gereift, hat sich weiterentwickelt und Erfahrungen gesammelt. Vielleicht wird es dadurch ja sogar angenehmer. Wenn ich mich selbst so betrachte, gehe ich auf jeden Fall stressfreier durchs Leben. Denn ich weiß, wer ich bin und was ich will. Ich wachse weiter. Ich spüre, dass das enorm spannende Jahre sind, dass mir noch viel Schönes bevorsteht. Das Leben ist mit fünfzig ganz bestimmt nicht vorbei, schließlich gibt es kein Verfallsdatum für Frauen. Um weiterhin zu wachsen, ist es wichtig, sich mit den richtigen Menschen zu umgeben: mit solchen, die einen inspirieren, faszinieren und einem als Vorbild dienen können. Ich habe einige von diesen Frauen in meinem Umfeld, von denen ich lernen kann und die mir Kraft geben. Das ist viel wichtiger, als zig Kontakte aufrechtzuerhalten, die nur Kraft kosten. Von diesen »Energievampiren« habe ich mich verabschiedet. Ich halte meinen Freundeskreis bewusst überschaubar und beschränke mich auf Menschen, die mich unterstützen, mich wachsen lassen. Menschen mit einer negativen Einstellung, die nicht an sich arbeiten wollen? In die investiere ich keine Energie mehr. Da umgebe ich mich lieber mit solchen, die sich selbst reflektieren, die mich akzeptieren, so wie ich bin, die das Glas eher halb voll als halb leer ansehen, Humor besitzen – am besten schwarzen –, Menschen, die über sich selbst lachen können. Zeit ist das Kostbarste, was ich zu bieten habe, insofern überlege ich mir gut, wem ich sie widme.

Frauen sollten sich gegenseitig mehr gönnen.

Wenn ich bei Events oder Partys Frauen begegne, die ich bewundere, schrecke ich nicht davor zurück, auf sie zuzugehen und ihnen ein Kompliment zu machen. Frauen sollten sich gegenseitig viel mehr gönnen. Wir kritisieren uns noch oft, was eine Schande ist, weil wir uns auf unserem Lebensweg vielmehr gegenseitig unterstützen und ermutigen sollten. Wenn eine fantastisch aussehende Frau über den roten Teppich läuft, denke ich: Wow! Das gönne ich ihr, denn ich bin auch mit meinem Aussehen zufrieden. Das hat was mit einer starken Persönlichkeit zu tun. Ich bin selbstbewusst genug, um zu wissen, dass es mir nichts wegnimmt, wenn jemand anderes toll aussieht oder etwas Besonderes erreicht hat. Das Leben ist kein Wettbewerb nach dem Motto: Wer ist die Schönste, Schlauste, Erfolgreichste oder was auch immer. Ich hüte mich vor Frauen, die missgünstig sind und sich negativ über andere auslassen. Sich mit anderen zu vergleichen, bringt einen nicht weiter. Man sollte sich lieber auf sich selbst fokussieren und im Falle von Unzufriedenheit überlegen, wie man das ändern kann.

> **Sich mit anderen zu vergleichen, bringt einen nicht weiter.**

Natürlich kann es auch positiv sein, sein Umfeld zu beobachten. Ich höre oft, dass Frauen aufgrund meines Erscheinungsbilds erstmals nachdenken, ob ihnen graue Haare nicht auch stehen könnten. Dann ist der Ausgangspunkt nicht Kritik, sondern Inspiration. Carmen Dell'Orefice und Lauren Hutton sind zum Beispiel echte Vorbilder für mich (mehr dazu in Teil IV). Schaut man jedoch mit Missgunst auf andere, fühlt man sich bloß selbst schlechter. Stattdessen sollte man sich fragen: Hilft mir das weiter? Macht mich das froh? Ich denke, viele Frauen spüren einen starken Druck von außen, einem bestimmten Erscheinungsbild zu entsprechen. Dabei gibt es so etwas wie eine perfekte Figur oder ein Schönheitsideal gar nicht. Diese Vorstellung haben wir selbst kreiert. Eine Frau mit Kleidergröße 36, die sich nicht in ihrem

Körper wohlfühlt, besitzt viel weniger Ausstrahlung als eine rundum glückliche Frau mit Kleidergröße 44. Wenn beide einen Raum betreten, zieht die strahlende Frau alle Blicke auf sich. Jeder will mit ihr reden. Welches Gewicht sie auf die Waage bringt, spielt keine Rolle. Natürlich kann Übergewicht Gesundheitsprobleme verursachen, trotzdem sagt das Gewicht nicht immer etwas über jemandes Lebensstil aus. Eine Frau mit Kleidergröße 44 kann überaus gesund leben. Wichtig ist, ob man sich in seinem Körper wohlfühlt. Ich wiege mich beispielsweise nicht jeden Tag, sondern führe einfach ein gesundes, ausgewogenes Leben und bin zufrieden mit meiner Figur. Was man auf die Waage bringt, spielt dabei keine Rolle – genau wie beim Alter ist es lediglich eine Zahl.

Jede Frau hat etwas, was sie von anderen unterscheidet, was auffällt und was sie einzigartig macht. DAS ist wahre Schönheit. Man kann sich also auch dafür entscheiden, sich nicht dem mehrheitlichen Druck zu beugen. Natürlich ist es völlig legitim, sich um sein Äußeres zu kümmern, das tun wir alle, aber man sollte es für sich selbst tun, nicht für andere. Man fühlt sich erst dann wohl in seiner Haut, wenn man seinen Körper, sein Alter und sich selbst mit allen Unzulänglichkeiten akzeptiert. Das verleiht einem eine unglaubliche Stärke. Darum halte ich gar nichts davon, wenn 50+-Frauen in unserer Gesellschaft von der Bildfläche verschwinden. Es stimmt, im Fernsehen, in Zeitschriften und in den sozialen Medien sieht man nicht sehr viele, aber ich möchte jeder Frau

Lass dich nicht in eine unsichtbare Rolle zwingen und fordere deinen Platz ein.

über fünfzig zurufen: Lass dich nicht in diese unsichtbare Rolle zwingen und fordere deinen Platz ein! Raus ins Rampenlicht, sofern du dich damit wohlfühlst. Unsichtbar werden wir nur dann, wenn wir es zulassen. Die Vorstellung, dass Jüngere automatisch die bessere Wahl sind, ist einfach Quatsch. Wenn ich sehe, dass ältere Fernsehmoderatorinnen abgelöst werden, Männer im gleichen Alter jedoch bleiben dürfen, stimmt mich das traurig und wütend. Nicht nur, weil es ungerecht ist, sondern auch, weil eine Verjüngung nicht immer nur positiv ist. Letztlich diskriminieren wir uns selbst, denn jede:r wird einmal älter. Jede:r in unserer Gesellschaft braucht Vorbilder, und die sollten auch in den Medien auftauchen. Meine Generation sehnt sich nach Vorbildern. Wir wollen in der Werbung, in den Nachrichten, Zeitungen etc. Frauen sehen, die so aussehen wie wir. Der Zeitgeist hat sich verändert und verlangt nicht mehr nach Jugend, sondern nach Authentizität. Ich betrachte es daher als meine persönliche Mission, in dieser Hinsicht ein Vorbild zu sein. Zu zeigen, dass das Leben mit über fünfzig fantastisch ist. Und dass graue Haare nicht gleichbedeutend mit alt sind, sondern für ein erfülltes Leben stehen. Warum wird ein Mann mit grauem Haar als weise Respektsperson angesehen, während man es bei Frauen mit dem Stigma alt verbindet? Ich bin der lebende Beweis, dass es auch anders geht. Weil ich mich in meiner Haut wohlfühle und mein Alter akzeptiere, strahle ich das auch aus. Auf der Straße drehen sich die Leute immer noch nach mir um, und manchmal zwinkern mir sogar junge Männer zu. Ich bin weit davon entfernt, unsichtbar zu sein. Das müssen wir auch gar nicht, denn 50- bis 59-Jährige stellen die größte Bevölkerungsgruppe in Deutschland dar. Insofern, liebe Frauen: Zeigt euch! Seid sichtbar, seid selbstbewusst, bleibt eurem eigenen Stil treu und vertraut auf eure Ausstrahlung!

Jede Frau hat etwas, was sie von anderen unterscheidet.

Helene spricht mit ...

Psychologin **Marjon Bohré-den Harder**

» Sich selbst und sein Alter zu akzeptieren, ist eine Frage der Selbstliebe. Es gibt so viele Idealvorstellungen, denen wir gerecht werden wollen: wie man aussehen, was man erreicht haben, wie man leben sollte. Auch in Bezug darauf, was sich »nicht gehört« – das kann sowohl das Innenleben als auch das Äußere betreffen. Es ist hilfreich, sich klarzumachen, dass Unangenehmes genauso zum Leben dazugehört wie Schönes. Dass man nicht (mehr) derselbe Mensch ist wie mit zwanzig oder dreißig. Dass man jetzt vielleicht durchaus Dinge vermisst, die man damals hatte, aber dafür auch so einiges hat, was man damals noch nicht besaß. Mit anderen Worten: Alles ist relativ.

Aber sich selbst anzunehmen, fällt den meisten schwer. Es ist schwierig, abzuschätzen, wie viel Prozent genau betroffen sind – meines Wissens gibt es dazu keine Erhebungen oder Statistiken.

> Sich selbst anzunehmen, fällt den meisten schwer.

Aber was wir sehr wohl wissen, ist, dass viele Menschen mit ihren inneren Kritiker:innen zu kämpfen haben. Von Kristin Neff und Chris Germer – die zum Thema Selbstmitgefühl forschen – habe ich einmal gehört, dass 85 Prozent der Menschen mit sich selbst kritischer ins Gericht gehen als mit anderen. Wir wissen auch, dass die Tendenz zum Perfektionismus in den letzten dreißig Jahren immer mehr zugenommen hat. Man stellt unrealistisch hohe Erwartungen an sich und befürchtet, ihnen nicht gerecht zu werden. Das ist zwar nicht direkt eine Frage von Selbstakzeptanz, hängt aber damit zusammen.

Warum haben so viele Menschen ein Problem damit, sich selbst anzunehmen? Tja. Man muss sich vor Augen halten, dass der Mensch ein soziales Wesen ist – quasi ein Herdentier. Emotionale Bindungen sind eines seiner Grundbedürfnisse. Insofern ist es nicht weiter verwunderlich, dass Angst vor Abweisung eine Grundangst darstellt: nicht dazu-zugehören, das Gefühl zu haben, dass mit einem irgendetwas nicht stimmt, ist eine der grundlegends-ten und schmerzhaftesten Erfah-rungen, die wir machen können.

Wir glauben, dieser Abweisung zuvorkommen zu können, indem wir äußerst selbstkritisch sind, wobei wir oft automatisch den-ken, wir würden nicht genügen. Wir legen die Messlatte hoch, denken uns irgendwas aus, was wir erst erfüllen müssen, bevor wir endlich gut genug sind. Hinter dem Gefühl, sich selbst nicht zu akzeptieren, steht deshalb vor allem die Furcht, von anderen nicht angenommen zu werden – in den meisten Fällen ist das eine irrationale Angst.

Man fühlt sich erst dann von anderen angenommen, wenn man sich zunächst einmal selbst akzeptiert.

Das Paradoxe ist auch, dass man sich erst dann von anderen ange-nommen fühlt, wenn man sich zu-nächst einmal selbst akzeptiert.

Und zwar indem man sich so liebt, wie man ist – mit allen Ecken und Kanten. Das heißt nicht, dass man nicht dazulernen oder sich weiterentwickeln kann – im Gegenteil! Es bedeutet lediglich, dass man im Grunde seine eigene beste Freundin ist, sich selbst den Rücken stärkt.

21

Fünf Tipps, die auf dem Weg zur Selbstliebe/-akzeptanz helfen:

1 Nimm Abschied von Idealvorstellungen

Mach dir klar, dass so etwas wie Perfektion nicht existiert, dass menschlich sein bedeutet, authentisch zu sein, nicht perfekt. Auch wenn es dir so vorkommt, als wären die anderen perfekt oder führten ein ideales Leben, denn das stimmt nicht.

2 Sei deine beste Freundin

Geh so mit dir um, wie du mit jemandem umgehen würdest, den du gern hast, statt dich ständig zu kritisieren.

»Sorge gut für dich.«

3 Mach dir deine Werte bewusst

Was findest du wichtig? Wer willst du sein? Mach deine Entscheidungen davon abhängig, nicht von Angst vor Abweisung.

4 Lass nicht alles an dich heran

Filtere Berichte. Buchstäblich und im übertragenen Sinne – egal, ob das nun die perfekten Bilder auf Instagram und anderen Social-Media-Kanälen sind oder in Zeitschriften, der Werbung etc. Diese vermitteln oft ein Bild, dem wir niemals entsprechen können, denn sie erzählen nicht die ganze Wahrheit, sondern zeigen uns dank Photoshop eine Idealwelt in hübschen Ausschnitten.

5 Sorge gut für dich, sowohl körperlich als auch seelisch.

Bleib fit, iss gesund, schlaf gut und tu Dinge, die dir Kraft geben. Wenn du fit bist, ist es auch einfacher, gesündere Entscheidungen zu treffen, wodurch du dich wiederum besser fühlst.«

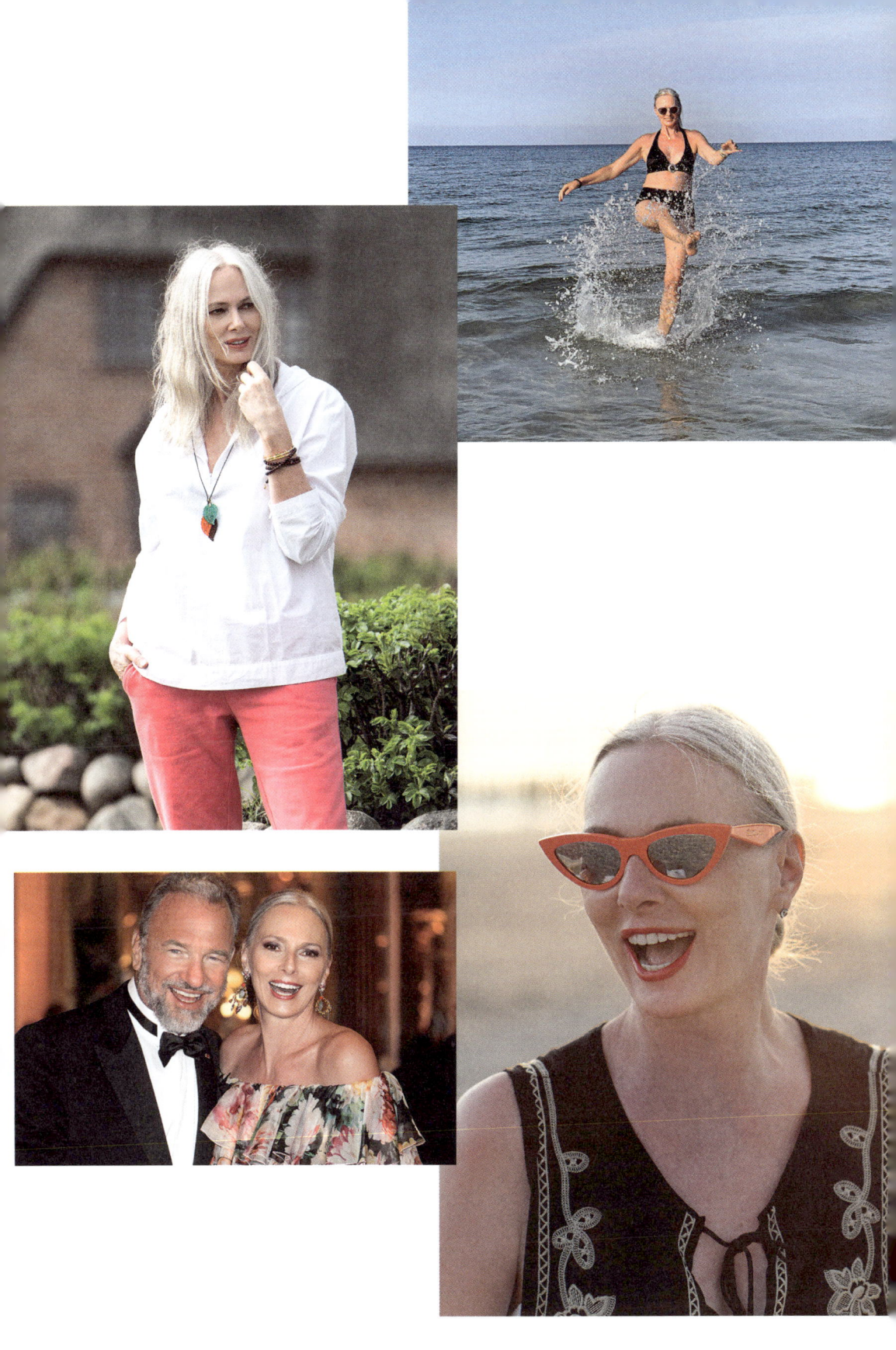

KAPITEL 2

Folge deinen Träumen

PETRA

Ein Faible für Mode hatte ich immer schon. Bereits als junges Mädchen stellte ich meine Garderobe sorgfältig zusammen: rosa Hose, weißes T-Shirt, rosa Socken, rosa Ohrringe. Ich sorgte stets dafür, dass mein Outfit aufeinander abgestimmt war. Woher das kommt, dass ich mich so für Mode begeistere, ist ein Rätsel. Den Großteil meiner Jugend habe ich in Dörfern in Zeeland verbracht, einer Provinz in den westlichen Niederlanden. Mein Vater Piet ist ein nüchterner Mensch, meine Mutter Maria kommt ursprünglich aus Deutschland. Beide haben mit Mode überhaupt nichts am Hut. Ich wuchs in einer liebevollen Familie auf, bestehend aus meinen Eltern, meinem drei Jahre jüngeren Bruder Harald, meiner elf Jahre jüngeren Schwester Natascha und mir. Obwohl ich eine behütete Kindheit und Jugend hatte, wusste ich schon früh, dass ich mehr wollte. Mode war für mich der Weg hin zu einem aufregenderen Leben.

Mit sechzehn ergatterte ich meinen ersten Nebenjob in einer bekannten Boutique in Goes, die damals – in den 1970er-/80er-Jahren – das Modegeschäft schlechthin für trendy Designerkleidung war. Jeden Samstag und in den Ferien half ich dort aus. Von meinem Gehalt kaufte ich mir meist neue Kleidung, orientierte mich dabei an den Trends

25

aus den Modezeitschriften. *Avant Garde* war das Magazin meiner Wahl. Zuerst las ich die englische Ausgabe, und als später die niederländische Ausgabe herauskam, wurde sie zu meiner Lieblingszeitschrift. Nicht nur die Modetrends sprachen mich an, ich konnte auch stundenlang all die bildschönen Models bewundern: Jerry Hall, Cheryl Tiegs, Lauren Hutton. Ich träumte davon, wie sie zu leben.

Als ich mit achtzehn in der Lokalzeitung eine Anzeige sah, die für eine Mannequinausbildung warb, wusste ich sofort: Das will ich machen.

Ich war in erster Linie enorm unsicher.

Von da an habe ich meinen Eltern damit in den Ohren gelegen. Ich war gerade dabei, meinen Realschulabschluss zu machen. Meine schulischen Leistungen waren eher durchschnittlich, doch in erster Linie war ich enorm unsicher. Ich war groß und dünn, eine sogenannte »Bohnenstange«. Und ich hatte sehr mit Akne zu kämpfen. Ich gehörte ganz bestimmt nicht zu den coolen Mädchen der Klasse. Die wohnten in Goes, in der Stadt. Ich hingegen in einem der umliegenden Dörfer. Nach der Schule fuhr ich direkt nach Hause und radelte bei Wind und Wetter die zehn Kilometer durchs Weideland. In meiner Freizeit beschäftigte ich mich entweder mit Mode oder mit Reiten, meiner zweiten damaligen Leidenschaft. Jahre später haben mir ehemalige Mitschüler:innen versichert: »Du warst das schönste Mädchen der ganzen Klasse.« Aber damals habe ich das nicht so empfunden. Ich hatte nie das Gefühl, wirklich dazuzugehören. So ging ich meinen eigenen Weg. Und wusste meine Unsicherheit gut zu kaschieren. Meine Eltern erlaubten mir, mich für die Mannequinausbildung anzumelden. Daraufhin rief ich direkt bei der Organisation an (E-Mails gab es damals noch nicht) und wurde zu einem Kennenlernabend, zu einer Art Casting, eingeladen. Zu dem betreffenden Abend kamen ungefähr zehn Mädchen. Heute ist Diversität ein wichtiges Thema in der Modewelt, aber schon damals waren bei Weitem nicht alle anwesenden jungen Frauen schlank, blond oder blutjung. Der Raum war mit Stuhlreihen bestückt, dazwischen gab es einen Mittelgang. Das war unser Laufsteg, auf dem wir hin- und herschreiten mussten, als wäre es ein richtiger Catwalk. Wir bekamen Tipps, wie wir laufen, welche Posen wir beim Stehenbleiben am besten einnehmen sollten und wie man den Körper dreht, was man mit seinen Händen und Füßen macht. An diesem Abend wurde ich zu der Ausbildung zugelassen. Sie bestand aus einer Unterrichtsstunde pro Woche, und zwar abends in Goes. Glücklicherweise war ich nicht darauf angewiesen, dass meine Eltern mich brachten und holten, denn ich besaß inzwischen ein Moped. Ein lila Modell der Marke Puch, das damals ziemlich angesagt war. Dank meines Mopeds war ich unabhängig. In der Mannequinausbildung lernte ich alle Basics, die man braucht, um auf Modenschauen zu laufen. Alles, was heute out ist, war damals in: beispielsweise lächeln und das Publikum anschauen, den Kontakt suchen. Das gibt es heute auf dem Catwalk nicht mehr: Derzeit muss man wie ein Roboter über den Laufsteg schreiten, ohne nach links oder rechts zu schauen. Ohne jede Emotion und Ausstrahlung; das finde ich schade. Dadurch geht die menschliche Interaktion verloren.

Noch während meiner Ausbildung besorgte ich mir selbst erste Modeljobs. Die großen Boutiquen in Zeeland, die Designerkleidung verkauften, veranstalteten regelmäßig Modenschauen. Also klapperte ich diese Läden einfach ab und fragte, ob sie ein Mannequin bräuchten. Oft klappte das. Wenn ich mir etwas in den Kopf gesetzt habe, bleibe ich hartnäckig. Wenn man etwas wirklich will und an sich glaubt, kann man jede Menge erreichen. Einmal betrat ich eine große Boutique im belgischen Küstenort Knokke, wo ich für eine große Schau in einem

Wenn man etwas wirklich will und an sich glaubt, kann man jede Menge erreichen.

Casino gebucht wurde. Das war meine allererste internationale Modenschau mit unter anderem Ghislaine Nuytten, einer flämischen Modeexpertin und Moderatorin, die in den 1980er-Jahren als Model ziemlich Furore machte. Ich musste einen Catsuit im Zebramuster anziehen, aber das machte mir nichts aus – ich fand es super. Ich konnte es kaum fassen, dass ich damit sogar noch Geld verdiente. Ich war jung und unbefangen, und es war einfach überwältigend, Teil der Schau zu sein.

Am Ende der Mannequinausbildung gab es eine Prüfung – die ich als Beste abschloss! Meine Eltern und meine Schwester waren im Publikum und enorm stolz. Für mich war es die Bestätigung: Genau das will ich machen. Also ging ich nach Rotterdam und meldete mich bei der Modelagentur *Intermodel* an. Über diese Agentur bekam ich Aufträge im In- und Ausland, vor allem in Belgien und Deutschland. Auch wenn ich gelegentlich Fotoshootings machte, wurde ich vorwiegend für Modenschauen gebucht. Das Gefühl auf dem Catwalk war unbeschreiblich. All meine Unsicherheit war verflogen. Auf dem Catwalk fühlte ich mich *on top of the world*: Dort strotzte ich nur so vor Selbstbewusstsein und genoss das Rampenlicht. Dort kehrte ich mein Innerstes nach außen und traute mich, ich selbst zu sein. Ich lebte für diese Momente. Sie gaben mir Bestätigung und Kraft. Und die Überzeugung, dass es noch mehr gab als Zeeland.

An meine erste Modenschau in Deutschland kann ich mich noch gut erinnern. Weil ich sie nämlich um ein Haar verpasst hätte. Ich war für eine Schau in einer Boutique in Aachen gebucht. Meine Mutter begleitete mich, wir fuhren gemeinsam mit dem Auto hin. Aber als wir in Antwerpen auf dem Ring waren, fiel von einem vor uns fahrenden Lastwagen ein großer Stein auf unsere Windschutzscheibe. Das ganze Fenster lag in Scherben. Zum Glück ist uns nichts passiert, aber wir

28

konnten nicht weiterfahren. Da stand ich nun, neben unserem Auto am Seitenstreifen vom Antwerpener Ring, auf dem Weg zu meiner ersten großen Modenschau in Deutschland. Von der nächstgelegenen Telefonzelle aus (Mobiltelefone gab es damals noch nicht) riefen wir meinen Vater an, der einen Kollegen in Antwerpen um Hilfe bat. Der fuhr unser Auto in eine Werkstatt, und nachdem eine neue Windschutzscheibe eingebaut worden war, konnten wir endlich nach Aachen durchfahren. Ich kam gerade noch rechtzeitig zur Modenschau. Die Kleiderprobe hatte ich zwar verpasst, aber ich bin mitgelaufen!

Es sollten noch viele weitere fantastische Momente folgen. Ich bin bei Modenschauen für das Luxuskaufhaus *De Bijenkorf* in der *Grote Kerk* in Den Haag mitgelaufen sowie für die flämischen Designer:innen Dries Van Noten und Ann Demeulemeester bei der *Flanders Fashion*, einer Art *Fashion Week*. Ich war regelmäßig in Lokalzeitungen in Zeeland zu sehen. Meine Eltern wurden in der Bäckerei und Metzgerei auf mich angesprochen: »Ich habe Ihre Tochter in der Zeitung gesehen.« Das machte mich unglaublich stolz. Und ich merkte: Es gefiel mir, bekannt zu sein. Es war zwar nie meine Hauptmotivation gewesen, berühmt zu werden, aber ich genoss den Gedanken. Aber auch wenn die Modenschauen mir kleine Momente des Glamours verschafften, blieb ich letztlich ein Mädchen aus Zeeland.

Mit einundzwanzig habe ich meinen ersten Freund Jan geheiratet, den ich aus der Sekundarstufe kannte. Im Rückblick habe ich viel zu jung geheiratet, und noch dazu jemanden, der nicht besonders gut zu mir passte. Aber was wusste ich mit Anfang zwanzig schon über die Ehe? Ich

Viele in unserem Umfeld gaben sich jung das Jawort.

hatte mir vorher keine Gedanken darüber gemacht, was das bedeutet. Es fühlte sich damals einfach nur ganz selbstverständlich an, wie der logische nächste Schritt. Jan und ich waren verliebt, also heirateten wir. Wir waren nicht die Ersten in unserem Freundeskreis, viele in unserem Umfeld gaben sich jung das Jawort. Damals schmiedete ich noch keine Pläne fürs Leben, dachte nicht von A bis Z. Ich lebte einfach von Tag zu Tag. Außerdem besaß ich noch wenig Lebenserfahrung, woher hätte ich es besser wissen sollen? Ich modelte weiter, auch wenn mein Umfeld das nicht verstand und Jan andere Erwartungen hatte. Aber als sich die große Chance bot, brachte ich dennoch nicht den Mut auf, sie zu ergreifen.

Ich war zu Hause bei meinen Eltern, als ich einen Anruf bekam: Ein Modelagent aus Belgien war am anderen Ende der Leitung. Er hatte mich bei der Modenschau im Casino in Knokke gesehen und sagte: »Ich fand dich fantastisch. Hättest du Lust, nach Paris zu kommen und dort bei Schauen zu laufen?« So ein Angebot ist natürlich unglaublich, *der* Traum eines jeden angehenden Models. Und trotzdem habe ich es nicht angenommen. Es hätte mein Leben komplett verändert, ich hätte nach Paris ziehen müssen. Noch dazu allein, denn Jan hielt von alledem nichts und wir hatten Hochzeitspläne. Sollte ich, das Mädchen aus Zeeland, allein nach Paris gehen? Ich traute mich nicht. Auch meine Eltern waren skeptisch. Ich fühlte mich nicht unterstützt und war enorm unsicher. Außerdem war ich verliebt und wollte meine Beziehung nicht gefährden. Eigentlich hätte ich in so jungen Jahren jemanden gebraucht, der mir einen Schubs gibt, mich ermutigt, den Sprung ins kalte Wasser zu wagen. Aber so war die Sache zum Scheitern verurteilt. Es gab damals niemanden in meinem Leben, der mir wie ein Coach zur Seite gestanden und gesagt hätte: »Diese Chance darfst du dir nicht entgehen lassen.« Also lehnte ich das Angebot ab.

Was, wenn ich doch nach Paris gegangen wäre?

Natürlich habe ich mich seither oft gefragt: Was, wenn ich doch nach Paris gegangen wäre?

30

Hätte ich Erfolg gehabt? Hätte ich es bis ganz an die Spitze geschafft? Wäre ich eines der Supermodels der Achtzigerjahre geworden? Habe ich mir die Chance meines Lebens durch die Lappen gehen lassen? Das sind Fragen, auf die ich keine Antwort habe. Aber diese »Was wäre, wenn?«-Frage sollte ich mir fünfundzwanzig Jahre später noch mal stellen. Dass ich mit einundfünfzig eine zweite Chance auf eine Modelkarriere bekomme, hätte ich mir nie träumen lassen. Aber genau das ist passiert. Und beim zweiten Mal wusste ich: Wenn man so eine Chance bekommt, muss man mit beiden Händen zugreifen.

Hinfallen und wieder aufstehen

Aber zurück in meine Zeit als Zwanzigjährige. Obwohl ich dem großen Abenteuer Paris eine Absage erteilte, modelte ich weiter. Ich sah das jedoch mehr als Nebenjob und beschloss, bei der privaten Bildungseinrichtung Schoevers in Rotterdam eine Ausbildung zur Chefsekretärin zu absolvieren. Obwohl das für Frauen damals nicht selbstverständlich war, war ich schon immer ehrgeizig. Ich weiß nicht, woher das kam, aber ich hatte den innigen Wunsch, finanziell unabhängig zu sein. Ein Hausfrau-

> Ein Hausfrauendasein war nichts für mich.

endasein war nichts für mich. Dadurch, dass ich mir schon in jungen Jahren durch Ferien- und Nebenjobs etwas dazuverdient hatte, merkte ich schnell: Ein eigenes Einkommen gewährt gewisse Freiheiten. Ich war nicht auf Taschengeld von den Eltern angewiesen und auch später nicht auf das Gehalt meines Mannes. Wenn ich mir etwas kaufen oder etwas unternehmen wollte, brauchte ich niemanden um Erlaubnis zu bitten. Aber ein eigenes Einkommen war nicht der einzige Grund, weshalb ich arbeiten wollte: Es schenkte mir nicht nur Unabhängigkeit, sondern auch viel Spaß und die Möglichkeit, mich weiterzuentwickeln. Nach meiner Ausbildung fand ich einen tollen Job als Arbeitsvermittlerin in einer Zeitarbeitsagentur, wo ich später zur Filialleiterin aufstieg.

Mit meinen 25 Jahren war ich damals innerhalb des ganzen Unternehmens die Jüngste in dieser Position. Darauf war ich sehr stolz. Anfangs nahm ich nebenher noch Modeljobs an, aber irgendwann hörte ich damit auf, weil es immer schwieriger wurde, diese Aufträge mit meiner Vollzeitstelle als Führungskraft zu vereinbaren. Während ich mich weiterentwickelte, blieb mein Partner stehen. Wir lebten uns auseinander. Wenn ich heute auf meine Ehe zurückblicke, erkenne ich, dass wir völlig unterschiedlich waren. Jan war am liebsten zu Hause, ich hingegen wollte hinaus in die weite Welt. Da er nicht gern verreiste, tat ich das mit meiner Familie oder mit Freundinnen. Ich liebte es, Wochenend-Städtetrips zu unternehmen, etwa nach London, wo ich im legendären Club *Stringfellows* mit meinem großen Idol George Michael auf der Tanzfläche gestanden habe. Jan und ich hatten einfach völlig verschiedene Erwartungen an unsere Beziehung. Er wollte eine traditionelle Rollenverteilung, und ich wollte Karriere machen. Da wir vor der Hochzeit keine gemeinsamen Zukunftspläne geschmiedet oder über unsere Erwartungen gesprochen hatten, war unsere Ehe zum Scheitern verurteilt. Nach zehn Jahren war die Scheidung unausweichlich.

Worauf ich trotz allem stolz bin, ist, dass ich auch in unserer Beziehung immer ich selbst geblieben bin. Klar, das Angebot aus Paris habe ich zwar auch aufgrund meiner Hochzeitspläne sausen lassen, aber danach bin ich stets meinen eigenen Weg gegangen. Letztlich brauchte ich einen Partner, bei dem ich ich selbst sein konnte und der mich dazu ermutigte, mich weiterzuentwickeln. Und so jemand war Jan nicht. Diese Erfahrung hat mich gelehrt, bei der Partnerwahl kritisch hinzuschauen.

Verliebt sein ist schön ... aber passt die Person wirklich zu mir?

Verliebt sein ist schön … aber passt die Person wirklich zu mir? Bevor man jemanden heiratet, sollte man ausführlich darüber sprechen, was man von der Ehe erwartet, aber auch, wo man sich in fünf, zehn, fünfzehn Jahren sieht. Daraus ergeben sich Themen, über die man reden muss. Beispielsweise ob ein Kinderwunsch vorhanden ist oder Karrierepläne. Auch als Frau darf man selbstverständlich ehrgeizig sein, daran ist nichts verkehrt. Das ist nicht der Grund, weshalb meine erste Ehe gescheitert ist. Sie ging vielmehr zu Bruch, weil ich einen Partner hatte, der andere Dinge im Leben wollte, aber ohne das auszusprechen. Mein Rat lautet daher: Sei ehrlich zu dir selbst und zu deinem Partner. Sprecht darüber, wie ihr euch euer gemeinsames Leben vorstellt. Es ist egal, was andere darüber denken. Du hast nur EIN Leben, sorge dafür, dass du das Beste für dich daraus machst.

Bei meiner Scheidung von Jan stellte sich heraus, wie naiv ich gewesen war. In unserem Ehevertrag hatten wir Gütertrennung vereinbart, sodass ich meine finanziellen Investitionen der letzten zehn Jahre in unser Haus nicht angerechnet bekam und bei dessen Verkauf keinen Anspruch auf einen Anteil vom Mehrwert hatte. Zehn Jahre später stand ich also mit nichts auf der Straße. Eine weise Lektion für die Zukunft: Unterzeichne

Vertrauen ist gut, Kontrolle ist besser.

nie einen Vertrag, ohne genau zu wissen, was dieser für dich konkret bedeutet. Ich war damals 21 Jahre jung und gutgläubig. Heute sage ich: Vertrauen ist gut, Kontrolle ist besser. Ich hätte den Ehevertrag von einem eigenen Rechtsbeistand überprüfen lassen müssen, er oder sie hätte mir sicherlich erklärt, was dieser alles beinhaltet. Ich habe es auf die harte Tour lernen müssen, aber inzwischen weiß ich, dass man seine Rechte einfordern muss. Es ist nicht sonderlich romantisch, mit dem eigenen Partner über den Ehevertrag zu sprechen, aber es ist ein absolutes Muss. Schon aus Selbstschutz, damit man weiß, was man da unterschreibt und welche Konsequenzen es hat. Auch wenn es kurz unangenehm ist, kann ich nur allen raten, es zu tun.

Die Zeit nach meiner Scheidung war ziemlich einsam. Ich war 31 Jahre alt und lebte zum ersten Mal allein, in einer hübschen Wohnung in Middelburg, wo ich meine Wunden lecken konnte. Ich zog mich zurück und hätte mich am liebsten ganz verkrochen, weil ich mich unendlich schämte: Es fraß mich von innen auf. Wenn ich heute auf diese Zeit zurückblicke, frage ich mich: Warum hat mich die Scheidung derart hart getroffen und wieso habe ich mich so dermaßen geschämt? Warum habe ich dieses Gefühl überhaupt zugelassen? Weil es sich wie eine Niederlage anfühlte und somit in krassem Gegensatz zu meiner Karriere stand, die super lief. Und ich konnte nichts dagegen tun. Für mich kam die Scheidung aus heiterem Himmel, auch wenn ich es im Nachhinein betrachtet eigentlich hätte kommen sehen müssen. Als ich nach einem Wochenende in London mit meiner Freundin Heleen nach Hause kam, war mein Mann ausgezogen. Die Schränke waren leer, er hatte seine Siebensachen gepackt und war einfach ohne ein Wort gegangen. Von da an sprachen wir nur noch über den Anwalt miteinander, hinter dem er sich versteckte. Die Art und Weise, wie das alles abgelaufen ist, war so demütigend. Bei Liebeskummer leidet man normalerweise an Herzschmerz. Wegen Jan litt ich jedoch vielmehr an Seelenschmerz. Ich war maximal verletzt. Und konnte nichts dagegen tun, ich wurde vor vollendete Tatsachen gestellt. Wenn ich vor einer schwierigen Aufgabe oder einem Problem stehe, denke ich normalerweise pragmatisch: Okay, es ist zwar anstrengend, aber wie löse ich das jetzt? Aber dieses Problem ließ sich nicht lösen. Ich hatte es schlicht und ergreifend nicht in der Hand. Das Verarbeiten einer

Wut ist eine zielgerichtete Energie, die man nutzen kann.

Scheidung ist wie ein Trauerprozess, man durchläuft verschiedene Phasen mit verschiedenen Emotionen. Zuerst empfand ich Scham, dann Angst, dann Unsicherheit. Schließlich Wut. Die kam, als ich herausfand, dass Jan mich während unserer Ehe mit einer Freundin aus unserem Bekanntenkreis betrogen hatte. Dadurch setzte bei mir ein Verstehensprozess ein:

Es hatte nicht nur an mir gelegen, er war mindestens genauso schuld gewesen. Die Wut half mir, sie war eine Art Befreiungsschlag. Wut ist eine zielgerichtete Energie, die man nutzen kann. Mit ihrer Hilfe konnte ich das Problem angehen. Langsam befreite ich mich aus der Abwärtsspirale und aus dem Kokon, in den ich mich zurückgezogen hatte, um mich zu schützen, um nicht mehr verletzt werden zu können.

Zurück zu mir selbst

Letztlich war diese düstere Phase nach meiner Scheidung nur zu meinem Besten. Ich habe in dieser Zeit unglaublich viel über mich gelernt und hart an mir gearbeitet. Außerdem habe ich mir psychotherapeutische Hilfe geholt. Ich war depressiv, konnte nicht schlafen und wurde schließlich von meiner besorgten Hausärztin weiterüberwiesen. Eine richtige Entscheidung. Es war gut, über alles mit einem Außenstehenden reden zu können. Anfangs fiel es mir schwer, darüber zu sprechen, aber es hat mir unglaublich gutgetan. Indem man bestimmte Fragen gestellt bekommt, begreift man die Dinge besser und gewinnt an Selbsterkenntnis. Bei vielen Fragen kannte ich die Antwort eigentlich bereits. Dass ich zu streng zu mir gewesen war und die Schuld nicht nur bei mir hätte suchen dürfen. Außerdem habe ich gelernt, dass Ehrgeiz etwas Positives ist. Und dass *Petra van Bremen* im

> **Außerdem habe ich gelernt, dass Ehrgeiz etwas Positives ist.**

Grunde eine echt tolle Frau ist. Ich habe gelernt, wer ich bin und was mich ausmacht. Dadurch ist es mir gelungen, aus eigener Kraft wieder aufzustehen. Ich habe gelernt, dass ich allein zurechtkomme. Das war eine wertvolle Lektion. Ich schäme mich auch überhaupt nicht für meine Therapie. Manchmal können einem Freund:innen und Familie nicht weiterhelfen, weil sie zu nahe an einem dran sind – ein Profi hat die nötige Distanz. Letztlich hat mich diese dunkle Phase zu der Frau gemacht, die ich heute bin. Langsam, aber sicher bekam ich mein Leben wieder zurück. *Petra van Bremen* wurde wieder zu *Petra van Bremen*. Selbst in der Zeit, als ich in einem tiefen Loch saß, habe ich immer noch an mich geglaubt und nicht aufgegeben. Es war gefühlt eine Überlebensfrage. Doch in meinem tiefsten Innern wusste ich: Daran gehe ich nicht zugrunde, ich komme hier wieder raus. Diese Einstellung gab mir viel Kraft; mein Wille, mich aus diesem Tief wieder herauszukämpfen, war glücklicherweise stark genug. Mir ist es auch wichtig, anderen Frauen zu zeigen, dass sie sich nicht dafür schämen müssen, eine Therapie zu machen. Wenn man in so einem Loch sitzt, sollte man alle Hände ergreifen, die einen aus dem Tief rausholen können.

Nach ungefähr einem halben Jahr im Krankenstand traf ich schließlich in Absprache mit meinem Vorgesetzten die Entscheidung, die Zeitarbeitsfirma zu verlassen. Ich brauchte einen Neuanfang. Aufgrund einer Konkurrenzklausel in meinem Arbeitsvertrag konnte ich nicht gleich innerhalb der gleichen Branche die Firma wechseln. Deshalb arbeitete ich zunächst ein Jahr lang in einem Betrieb in Antwerpen, was sich als richtige Entscheidung erwies. Nach gut einem Jahr dort sah ich eine

Ich war wieder da.

Stellenanzeige: Eine Zeitarbeitsfirma in Zeeland suchte eine Regionalleitung. Ich bewarb mich prompt und nach einem Bewerbungsgespräch und einem Assessment Center wurde ich eingestellt. So konnte ich nicht nur in meinen Beruf zurückkehren, sondern leitete auch noch vier Niederlassungen in Zeeland! Ein ziemlich großer Karriereschritt, aber ich war natürlich mit der Branche vertraut. Außerdem war ich so wieder in Zeeland und damit näher an meiner Familie. Die Scham, die ich nach meiner Scheidung empfunden hatte, war endgültig weg. Ich war wieder da. Mein neuer Job als Regionalleiterin gab meinem Selbstvertrauen einen Kick. Obwohl ich eine Weile hatte aussetzen müssen, um meine Scheidung zu verarbeiten, hatte ich das Glück, wieder einen guten Job gefunden zu haben. Seitdem sehe ich Frauen, die in den Arbeitsmarkt zurückkehren, in einem anderen Licht. Frauen, die der Kinder wegen zu Hause geblieben sind. Oder Frauen wie ich, die plötzlich auf sich allein gestellt sind. Ich empfinde tiefsten Respekt für sie, vor allem für Alleinerziehende. Oft hört man davon, dass sich Frauen beim Wiedereinstieg ins Berufsleben schwertun. Dabei sollte man sie erst recht würdigen; sie besitzen eine ganz andere Arbeitsmoral, haben eine zupackende Art, oft viel Erfahrung und sind froh und motiviert, wenn sie wieder arbeiten können. Durch meine eigenen Erfahrungen konnte ich mich viel besser in sie hineinversetzen. In meinem Beruf traf ich jede Menge Frauen, die den Arbeitsmarkt aus welchen Gründen auch immer vorübergehend verlassen hatten, gern zurückkehren wollten, aber nicht wussten, wie. Oder glaubten, es gar nicht zu können. Womöglich dachten sie, dass sie ihre Träume nun nicht mehr verwirklichen können. Jeder dieser Frauen möchte ich heute sagen: Konzentriere dich wieder auf deine Träume! Denk an deine Kindheit zurück - was wolltest du damals werden? Und was würdest du heute gerne beruflich machen?

Wenn du ein Ziel vor Augen hast, kannst du einen Plan schmieden, wie sich dieses Ziel mit realistischen Schritten erreichen lässt. Vielleicht hilft es, einen Kurs zu besuchen oder das eigene Netzwerk zu nutzen. Glaub

Konzentriere dich wieder auf deine Träume!

daran, dass du es kannst. Aus eigener Erfahrung kann ich sagen: Lass dich von nichts und niemandem daran hindern, auch nicht von deinem Alter. Früher war es vielleicht so, dass Jüngere für den Arbeitsmarkt am interessantesten waren, aber das ist so was von überholt! Und selbst wenn es noch gewisse gesellschaftliche Barrieren gibt: In deinem Kopf sollte es sie nicht geben. Denn damit lähmt man nur sich selbst. Mach dir lieber bewusst: Ich bin vierzig, fünfzig, sechzig Jahre alt und bringe jede Menge Lebens- und Berufserfahrung mit, die ich in meinem Job einsetzen kann. Um auf dem Arbeitsmarkt interessant zu bleiben, ist es wichtig, mit der Zeit zu gehen. Das heißt nicht, dass man sich unbedingt einen Instagram-Account anlegen muss, aber man sollte den Anschluss an die Digitalisierung nicht verlieren. Mach dir bewusst, wie schnelllebig heute alles ist - jedes Jahr kommt ein neues iPhone heraus. Und such den Kontakt zu Jüngeren. Wenn ich für eine Modenschau mit Zwanzigjährigen gebucht werde, sondere ich mich nicht ab, sondern rede mit ihnen. So bleibt man mit den verschiedenen Generationen im Austausch. Sie lernen von mir und ich von ihnen.

Wirst du zu einem Bewerbungsgespräch eingeladen, habe ich drei Tipps. Erstens: Betritt den Raum mit einem Urvertrauen in dich selbst. Mach dir bewusst, dass du durch deine Lebens- und/oder Berufserfahrung bestimmte Fähigkeiten mitbringst. Zweitens: Bereite dich gut vor. Schreib vorher alles auf, was du in die Position oder in die Firma, für die du dich bewirbst, einbringen kannst. Und geh davon aus, dass die Person, die dir gegenübersitzt, diese Fähigkeiten erkennt und schätzt. Es macht nichts, wenn du auf dem Papier nicht alle Anforderungen an die Stelle erfüllst, denn du besitzt die richtige Arbeitseinstellung und hast Lust darauf, Neues zu lernen. Auch das ist nämlich nicht altersgebunden. Drittens: Wenn sich die Chance bietet, zweifle nicht an dir! Sobald sich eine Tür öffnet, gehe hindurch. Habe keine Angst, zu scheitern. Ehrlicherweise muss ich anfügen: Natürlich macht eine Fünfzigjährige Dinge anders als eine

> **Als Frau über fünfzig bringt man ganz andere Dinge mit auf den Arbeitsmarkt.**

Zwanzigjährige und ist vielleicht weniger schnell. Aber das verlangt auch niemand. Wenn ich für ein Lingerie-Shooting gebucht werde, erwartet niemand, dass ein Model mit dem Körper einer Zwanzigjährigen auftaucht, denn es wurde schließlich ein 60+-Model gebucht. Und wenn das doch erwartet wird, nun, dann haben die Leute ihre Arbeit nicht (gut) gemacht. Natürlich muss ich mit einem Körper auftauchen, der präsentabel aussieht. Mit dem einer fitten, gesunden Sechzigjährigen – nicht mit dem einer Zwanzigjährigen. Sich damit vergleichen zu wollen, ist sinnlos. Als Frau über fünfzig bringt man ganz andere Dinge mit auf den Arbeitsmarkt: Lebenserfahrung und innere Stärke. Diese Kombination ist Gold wert.

Heute bin ich selbstständige Unternehmerin und positioniere mich auch als solche auf dem Markt. Ich bin meine eigene Marke. Der Name *Petra van Bremen* ist sogar als geschützte Marke eingetragen. In meinem Unternehmen erfülle ich verschiedene Rollen. Ich bin Model und Influencerin, und wenn ich auf dem roten Teppich stehe, bin ich auch meine eigene PR-Managerin. Ich erledige meine Buchhaltung und meine Terminplanung selbst. Wenn ich Influencer-Aufträge annehme, führe ich selbst die Verhandlungen und schließe die Verträge ab. Auch meine Kleider suche ich selbst aus und bin meine eigene Stylistin. Das heißt, ich erledige den ganzen Admin-Kram rund um meine Arbeit, muss aber auch dafür sorgen, dass ich fit und gesund bleibe und Sport treibe. Und dass ich auf Social Media aktiv bin, um präsent zu sein. Das gehört alles dazu. Ich bin perfektionistisch und bereite mich stets gut vor. Damit stehe ich mir manchmal selbst im Weg und übe enormen Druck auf mich aus: Wenn man

> Ich habe alles gegeben, insofern bin ich mit dem Ergebnis zufrieden.

über alles zu viel nachdenkt, verliert man an Spontaneität. Das ist mein Schwachpunkt. Aber es beruhigt mich, gut vorbereitet zu sein, weil ich dann weiß: Ich habe alles gegeben, insofern bin ich mit dem Ergebnis zufrieden. Manchmal mache ich einen Fehler oder jemand anderes macht einen, das gehört dazu, aber ich habe auf jeden Fall mein Bestes gegeben. Im Leben erfährt man immer mal wieder Ablehnung, sowohl privat als auch beruflich. Oft kann man gar nichts dagegen tun – die Entscheidung anderer hat man nun mal nicht in der Hand. Man sollte sich das nicht zu Herzen nehmen und einfach weitermachen. Dank meiner Lebens- und Berufserfahrung erkenne ich das inzwischen und habe diese Einstellung verinnerlicht. Im Vergleich zu früher bin ich heute viel entspannter bei der Arbeit. Ich muss mich nicht mehr beweisen, weder mir selbst noch anderen gegenüber. Das verschafft mir innere Ruhe. Ich habe auch gelernt, Nein zu sagen, ein Wort, das man wirklich häufiger verwenden sollte.

Im Laufe der Jahre habe ich von vielen Menschen gelernt, vor allem aber von mir selbst und meinem Mann Michael. Die wichtigste Lektion: Vergleich dich nicht mit anderen. Es geht darum, was DU mit deinem Leben anfangen willst. Sowohl privat als auch beruflich. Was ich an Michael inspirierend finde: Er besitzt einen unerschütterlichen Glauben an sich selbst. Er geht seinen eigenen Weg und lässt sich nicht von anderen beeinflussen. Das habe ich mir bei ihm abgeschaut. Ich messe mich mit niemandem, nur mit mir selbst. Und das ist mehr als genug, denn ich bin meine größte Kritikerin. Insofern sind die Ansprüche ohnehin hoch. Ich habe gelernt, auch keine Erwartungen mehr an andere zu haben. Früher dachte ich, dass alle so denken und funktionieren wie ich. Weil ich die Messlatte bei mir selbst so hoch hänge, tat ich das bei allen anderen auch. Aber das ist nicht fair. Inzwischen projiziere ich meine eigenen Erwartungen an mich nicht mehr auf andere. Nun befolge ich das Motto: »Leben und leben lassen.« Ich versuche, respektvoll mit jedem Menschen umzugehen und niemanden zu verurteilen. Vielleicht kommt das auch durch die schwere Zeit nach meiner

Scheidung: Ich weiß, wie es sich anfühlt, wenn andere über einen urteilen. Das tat weh. Heute stehe ich mit beiden Beinen im Leben und lasse mich nicht mehr so leicht durch eine negative Erfahrung aus der Bahn werfen. Das ist ja das Schöne am Älterwerden: Die eigene Lebenserfahrung sagt einem, dass man jede Herausforderung meistern kann. Und man weiß – nach jedem Regen kommt auch wieder Sonnenschein.

Vergleich dich nicht mit anderen.

Umzug nach Hamburg

In einem Restaurant in Goes nahm mein Leben wenige Jahre später eine besondere Wendung. Ich war gerade mit meiner Mutter in der Stadt, und mein Vater ging mit einem Geschäftsmann aus Hamburg essen. Mein Vater sagte: »Wenn ihr ohnehin in der Stadt seid, kommt doch vorbei.« Ich sehe noch vor mir, wie ich das Restaurant betrat und mein Vater mich vorstellte: »Michael, das ist meine Tochter Petra.« Ich blickte in zwei stahlblaue Augen und sofort war es um mich geschehen. Bäm! Es war, als hätte mich der Blitz getroffen. Dieser verschmitzte Blick, dieses spitzbübische Lächeln, und dann war er noch so galant: Als ich mich hinsetzen wollte, stand er auf und zog meinen Stuhl zurück. Ich wusste gleich: Das ist er. Außerdem war er enorm witzig und wir unterhielten uns gut miteinander. Er erzählte, dass er eine Frau, zwei Söhne und einen Hund hat. Am Ende des Abends fragte ich, wie lange er in Zeeland bleibe. Er entgegnete, er werde in Antwerpen übernachten und am nächsten Tag nach Hamburg zurückkehren. »Ach, schade«, sagte ich, »sonst hätten wir noch einen Kaffee trinken gehen können und ich hätte dir Middelburg gezeigt.« Wir tauschten Telefonnummern aus und verabschiedeten uns. So entstand zunächst eine Freundschaft auf Distanz, später eine Beziehung. Wie ironisch ist es bitte schön, dass ich mich in einen verheirateten Mann verliebte, nachdem ich selbst betrogen worden war? Damals dachte ich: Wenn sich daraus mehr entwickelt, lasse ich es zu. Ich spürte von Anfang an, dass das nicht nur eine Affäre war, sondern meine große Liebe. Aber angesichts seiner Situation überließ ich es ihm, den ersten Schritt zu tun. Ich vertraute darauf, dass sich alles zum Guten wenden würde. Daran habe ich nie gezweifelt. Was ich wirklich durch meine Scheidung gelernt habe: Wenn eine Tür zugeht, geht eine andere auf. Die Frage ist nur: Geht man hindurch? Ich habe es gewagt und das hat mir unheimlich viel gebracht. Vor allem in den ersten Jahren fand ich unsere Fernbeziehung eigentlich prima. Ich hatte einen guten, anspruchsvollen Job als Regionalleiterin, außerdem reiste ich mit ihm nach Paris, Wien, Prag, London, Budapest und Mailand. Ich habe ihn nie unter Druck gesetzt, sich scheiden zu lassen. Weil mir klar war, dass er den Entschluss selbst fassen muss. Ich habe ausschließlich auf unsere Liebe vertraut. Ich wusste: Das, was wir haben, ist etwas ganz Besonderes.

Nach ein paar Jahren merkten wir, dass wir mehr Zeit miteinander verbringen wollten. Ich wurde natürlich auch nicht jünger, ich ging auf die vierzig zu, sodass sich die Kinderfrage stellte. Michael und ich haben ganz offen und ehrlich darüber geredet. Wir wollten es beide gern probieren. Doch leider klappte es nicht mit dem Kinderwunsch. Eines Tages fasste Michael einen Entschluss: »Ich lasse mich scheiden. Ich habe eine Wohnung gekauft und möchte gern, dass du nach Hamburg kommst.« Ich wusste sofort: Ich will nach Hamburg. Der Schritt war für mich gar nicht so groß. Immerhin wurde ich in Deutschland geboren und habe eine deutsche Mutter, ich kenne die Kultur gut und beherrsche die Sprache. Es ist ein Land, mit dem ich mich identifizieren kann. Außerdem hatte ich stets von einem aufregenden Leben in einer kosmopolitischen Stadt geträumt. Und nun bekam ich genau das

Eines Tages fasste Michael einen Entschluss.

angeboten! Aber vor allem wollte ich natürlich bei meiner großen Liebe Michael sein. Endlich konnte unser gemeinsames Leben beginnen. Es fühlte sich an wie vorherbestimmt, wie ein Traum, der sich erfüllt. Natürlich geht so ein Umzug in ein anderes Land nicht von heute auf morgen, es kommt jede Menge auf einen zu. Aber das sah ich nicht als Hindernis, sondern als großes Glück. Ich wusste sehr gut, worauf ich mich einließ. Und ich konnte es kaum erwarten. Mein Wegzug aus Zeeland bedeutete, dass eine Phase in meinem Leben zu Ende ging. Ich verkaufte mein Haus und nahm Abschied von meinem Job, meiner Familie, meinen Freund:innen. Michael reiste berufsbedingt viel, und ich reiste mit. Das hätte ich mit einem Vollzeitjob nicht vereinbaren können. Anfangs fehlte mir nichts, es tat sich eine neue Welt für mich auf. Die Logistikbranche, in der er tätig ist, mag auf andere trocken wirken, aber sie ist viel spannender, als die meisten denken. Wir alle bekommen die Entwicklungen im Transportsektor täglich zu spüren, man denke nur an die Probleme mit Staus. Für seine Arbeit besuchte er Messen weltweit. Dass ich so viel von der Welt gesehen und verschiedene Kulturen kennengelernt habe, hat mein Leben unglaublich bereichert. Es hat mich als Mensch interessanter gemacht. Zwischen unseren Reisen fuhr ich oft für ein paar Tage zu meinen Eltern nach Zeeland, dann wieder für ein paar Tage zurück nach Hamburg und schon ging's los zum nächsten Reiseziel. Das war fantastisch, aber auch nicht immer leicht; manchmal lebte ich wochenlang aus dem Koffer und es fiel mir schwer, mir angesichts des vollen Terminkalenders ein eigenes Leben in Hamburg aufzubauen. Natürlich genoss ich mein neues Dasein in vollen Zügen und hätte die Reisen für kein Geld der Welt missen wollen.

> Es war fantastisch, aber auch nicht immer leicht.

Auch privat bedeutete mein Umzug nach Hamburg eine große Veränderung. In den Niederlanden war ich eine alleinlebende Geschäftsfrau, in Deutschland »die Frau von«. Auf einmal hatte ich zwei Stiefkinder und einen Hund. Feldhockey und Computerspiele wurden ein Teil meines Lebens. Abends ging ich oft mit unserem Hund Spocki Gassi, denn darauf hatten die Kinder natürlich keine Lust: Mit Papa spielen war viel spannender. Aber ich wusste von vornherein: Wenn ich mich für Michael entscheide, entscheide ich mich für das Gesamtpaket. Das nennt man *Commitment*. Zudem habe ich mich ganz bewusst dagegen entschieden, die Mutterrolle einzunehmen. Ich habe größten Respekt vor ihrer Mutter und würde sie nie ersetzen wollen.

Michael und ich hatten noch stets einen Kinderwunsch. Die ersten Jahre in Hamburg habe ich noch diverse Untersuchungen durchführen lassen, um eine medizinische Ursache auszuschließen. Wieder wurde nichts gefunden. Und trotzdem klappte es einfach nicht, schwanger zu werden. Offenbar war es nicht für uns vorgesehen. Ich kann auf nichts und niemanden böse sein und habe mir auch nichts vorzuwerfen, es ist einfach so, wie es ist. Jeder Mensch erlebt auch Rückschläge. Wir haben so viel Gutes und Schönes in unserem Leben erfahren, aber eben auch diesen Tiefpunkt. Natürlich haben Michael und ich sehr darum getrauert und viel darüber geredet. Es sind auch zahlreiche Tränen geflossen. Das Alter spielte sicherlich auch eine große Rolle. Ich habe hart gekämpft, um mich damit abzufinden. Manchmal tue ich mich immer noch schwer damit. Der Schmerz sitzt tief. Nur wenige Menschen wissen bisher, dass ich ungewollt kinderlos bin. Meine Familie und ein paar Freundinnen, sonst niemand. Eigentlich fragt auch niemand nach. Nur in Interviews taucht die Frage ab und zu auf: »Haben Sie Kinder? Wollten Sie keine?« Ich habe immer versucht, diese Frage zu umschiffen, vom Thema abzulenken. Meine Antwort lautete dann, dass es einfach nicht in mein Leben gepasst hat, dass ich erst Karriere machen wollte, und als ich

Jeder Mensch erlebt auch Rückschläge.

dann so weit war, war es zu spät. Es war mir zu persönlich, in aller Öffentlichkeit über meinen unerfüllten Kinderwunsch zu sprechen. Aber nun will ich aufrichtig damit umgehen. Weil es ein wesentlicher Teil meines Lebens ist. Authentisch sein heißt auch, offen zu sein für die weniger schönen Aspekte des Lebens. Darum möchte ich meine Tiefpunkte und Enttäuschungen nicht verheimlichen.

Das Schöne daran, in ein neues Land umzuziehen, ist, dass man lauter neue Leute kennenlernt. Was mir dabei enorm half, war der Umstand, dass Deutsche Niederländer:innen mögen. Das sieht man auch an der Popularität von Sylvie Meis, Rudi Carrell und Linda de Mol. Generell finden Deutsche uns sympathisch und offen, vor allem aber mögen sie unseren Akzent, wenn wir Deutsch reden – das höre ich so oft! Mit dem Nachnamen *van Bremen* kommt man sowieso leicht ins Gespräch. Zunächst lernte ich vor allem über Michaels Arbeit Leute kennen, bei Abendessen, Events und Reisen. Einige Paare aus seinem Freundeskreis wurden auch zu meinen Freund:innen. Als ich dann später meine Modelkarriere wieder aufnahm, machte ich auch über meine Jobs Bekanntschaften. Es fiel mir leicht, Kontakte zu knüpfen, ich hatte keine Mühe, mich in die Hamburger Gesellschaft zu integrieren. Ich habe auch nicht bewusst Kontakt zu anderen Niederländer:innen gesucht. Ich fühlte mich in der deutschen Kultur zu Hause, insofern brauchte ich mir nicht unbedingt einen niederländischen Freundeskreis aufzubauen. Die Einzige, mit der ich mich in Hamburg gut angefreundet habe, ist Sylvie Meis. Ich lernte sie bei einem Essen kennen und wir waren sofort auf einer Wellenlänge. Ich kann mit ihr enorm viel lachen. Wenn ich mich mit ihr treffe, wechseln wir schon bald ins Niederländische. Zu Hause spreche ich Deutsch, auch wenn Michael gut Niederländisch gelernt hat. Wir schauen auch regelmäßig zusammen niederländische Serien – wir haben eine Satellitenschüssel, mit der wir alle Fernsehsender aus den Niederlanden empfangen können. Wenn die holländische Fußballmannschaft spielt, bestehe ich darauf, dass ein holländischer Sender angemacht wird – das kann ich mir nicht mit deutschen Kommentaren anschauen. Ich besitze auch immer noch die niederländische Staatsbürgerschaft. Man hat mir zwar die deutsche angeboten, aber ich wollte meine niederländische nicht aufgeben. Sie ist Teil meiner Identität, und die kann ich nicht aufgeben.

Wenn ich eines durch meinen Umzug nach Hamburg gelernt habe, dann, wie flexibel ich bin. Ich habe mich für ein neues Leben in einer neuen Umgebung geöffnet, und ich habe es mir zu eigen gemacht. Und offenbar komme ich sogar auf unbekanntem Terrain zurecht – auf dem des Familienlebens. Es ist mir gelungen, an einem neuen Ort ein komplett neues Leben aufzubauen. Glücklicherweise habe ich mich in Hamburg schnell zu Hause gefühlt. So eine pulsierende Weltstadt! Hamburg hat jede Menge zu bieten: Es gibt ein großes kulturelles Angebot (Theater, Opernhäuser, Kinos, Musicals etc.), viel Natur (Parks und Wasser) und viele Firmen (zahlreiche Medienunternehmen sind hier angesiedelt). Eine optimale Kombination für meine Arbeit natürlich. Ich hätte mir kein besseres Umfeld wünschen können, um meine Träume zu verwirklichen. Denn sosehr ich es genossen habe, an der Seite meines Mannes herumzureisen und all die Events zu besuchen, begann es irgendwann doch an mir zu nagen. Ich wollte etwas Eigenes. Tatsächlich ermöglichte Hamburg es mir,

> **Ich hätte mir kein besseres Umfeld wünschen können, um meine Träume zu verwirklichen.**

meiner Modelkarriere neues Leben einzuhauchen; ich weiß nicht, ob mir das auch in Zeeland gelungen wäre. Hamburg hat mir insofern die Chance gegeben, mich selbst zu verwirklichen. Mein Umzug dorthin war deshalb nicht nur in privater, sondern auch in beruflicher Hinsicht die beste Entscheidung aller Zeiten.

Die zweite Chance: eine Modelkarriere mit über 50

Eines Abends flanierte ich mit Spock, unserem hübschen schwarzen Hund aus dem Tierheim, die Fleete von Hamburg entlang. Es war bereits dunkel. Während ich über eine Brücke lief, schaute ich auf die Häuserfront vor mir. Ein Gebäude fiel mir sofort auf: Darin brannte noch Licht und es hingen große Fotos an den Wänden. Das muss eine Modelagentur sein, dachte ich mir. Ich ging darauf zu, um sie mir näher anzuschauen. Und tatsächlich, es war das Büro von E-Models. Ich erkannte den Namen direkt wieder, denn meine frühere Modelagentur Intermodel aus Rotterdam arbeitete in Deutschland mit E-Models zusammen. War das ein Zeichen? Michael und ich sprachen regelmäßig darüber, was ich tun könnte. Ich war ihm zuliebe nach Hamburg gezogen, aber ich wollte nicht immer nur »die Frau von« sein. Daraufhin sagte Michael: »Wieso fängst du nicht wieder mit dem Modeln an?« Ich war Mitte vierzig und hatte so meine Zweifel: Ging das überhaupt?

> Ich wollte nicht nur »die Frau von« sein.

Dass ich in meiner neuen Wahlheimat, unweit von meinem Zuhause, auf das Büro von E-Models stieß, war nur der erste Fingerzeig. Den zweiten entdeckte ich im Fernsehen: in einem Werbespot von Dove mit echten Frauen aller Körpermaße und Altersgruppen. Heute ist Diversität in aller Munde, aber 2005 war die Kampagne bahnbrechend. Dank ihr hatte ich das Gefühl, dass ein Umbruch in der Modebranche stattfand und dachte: Vielleicht sollte ich es doch noch einmal probieren. Die Idee spukte mir eine Weile im Kopf herum. Eines Nachmittags kam ich von meinem Friseur zurück und erneut bei E-Models vorbei. Mein Haar saß, ich sah gut aus und fühlte mich top. Also klingelte ich einfach: »Hallo, ich möchte mich gern als Model anmelden.« – »Haben Sie einen Termin?« – »Nein«, antwortete ich unbeirrt. »Ist das ein Problem?« Kurz darauf unterzeichnete ich dort einen Vertrag.

Da ich jahrelang nicht mehr als Model gearbeitet hatte, musste ich mir erst einmal ein neues Portfolio aufbauen. Die ersten paar Jahre nach meiner Anmeldung passierte nicht viel. Aber plötzlich kam die Einladung zu meinem ersten Casting. Ich zwar inzwischen 51 Jahre alt. Es ging um eine Werbekampagne für eines der bekanntesten Versandhäuser in Europa, das einen Katalog mit Frauen ab vierzig herausbringen wollte. Mit meinem *Look Book* ging ich zum Termin. Nervös war ich eigentlich nicht, weil man bei so einem Casting nie weiß, wie sie einen finden und ob man dem entspricht, wonach sie suchen. Man erfährt immer erst hinterher, ob man gebucht wird oder nicht. Ich hatte vor allem große Lust, wieder loszulegen. Beim Casting liefen Models unterschiedlichsten Alters herum – um die dreißig, um die vierzig, um die fünfzig. In meinem *Look Book* befand sich auch ein Foto in Lingerie. Am nächsten Tag bekam ich einen Anruf: »Du wurdest gecastet! Und zwar für Lingerie.« Zuerst bekam ich einen Schreck. Ich war 51 Jahre alt, das war mein allererstes Shooting seit Jahren, und dann ausgerechnet Lingerie! Michael sagte: »Wenn du es jetzt nicht tust, wann dann? Du hast die Figur dafür, *go for it*.« Ich dachte mir: Er hat recht, das ist meine zweite Chance.

Wenn du es jetzt nicht tust, wann dann?

Am Tag des Shootings war ich sehr nervös. Ich war immerhin seit Jahren aus dem Geschäft, aber ich hatte eine positive Einstellung und vertraute darauf, dass der Fotograf mich so gut wie möglich aussehen lassen würde. Das Team war unglaublich nett. Bei so einem Shooting ist immer ein großes Team anwesend: ein:e Fotograf:in, deren Assistent:in, ein:e Visagist:in, ein:e Stylist:in etc. Glücklicherweise war es sehr schöne Lingerie. Keine Strings, sondern einfach schöne Unterwäsche, Nachtwäsche und Loungewear. Ich fühlte mich wohl, und der Fotograf gab mir gute Tipps für Posen, um die Dessous gut in Szene zu setzen. Wenn man sich beispielsweise hinsetzt und den Schließmuskel anspannt, wirkt man größer und die Taille optisch schlanker. Indem man die Pomuskeln anspannt, streckt man gleichzeitig den Oberkörper und sitzt schön aufrecht. Und das alles bitte so relaxed wie möglich. Das macht es auch so schwierig: Auf dem Bild muss alles entspannt aussehen, ganz natürlich. Die Fotos waren so gelungen, dass das Versandhaus mich später erneut buchte. Für diesen Auftrag musste ich zwar kurzzeitig meine Komfortzone verlassen, aber vor allem habe ich es genossen, wieder durchzustarten.

Eine Fünfzigjährige, die in Unterwäsche posiert, das war ein echter Knüller. Als der Versandhauskatalog herauskam, ging das durch die gesamte deutsche Presse. Ich wurde regelrecht bombardiert mit Anrufen und E-Mails von Zeitungen, Zeitschriften und Fernsehsendungen. Der Regionalsender Hamburg 1 rief mich an und fragte, ob ich nicht am nächsten Tag im Frühstücksfernsehen zu Gast sein wolle. Und die Lokalzeitung *Hamburger Morgenpost* (die MOPO) druckte mein Bild aufs Titelblatt. Aber das Ganze kam erst so richtig ins Rollen, als die *BILD* mich für ein persönliches Interview nach Berlin einlud. Die Journalistin, die normalerweise die Lifestyle-Rubrik betreut, war krank, deshalb übernahm eine Kollegin, die immer die internationalen Stars interviewt. Wir verabredeten uns im *Borchardt*, dem IN-Restaurant Berlins, in das man geht, um zu sehen und gesehen zu werden. Wir saßen an einem Tisch im Freien, und da gerade *Fashion Week* war, kamen ständig Leute vorbei, um die Journalistin zu begrüßen. Es war ein besonderes Gespräch und am Ende sagte sie: »Wir bräuchten dann noch ein paar Fotos für den Artikel, die dürfen ruhig ein bisschen sexy sein.« Ein paar Wochen später wurde das Interview über eine ganze Seite samt Foto von mir in Lingerie abgedruckt.

Danach gab es kein Halten mehr. Ich wurde von verschiedenen Zeitungen und Zeitschriften im In- und Ausland interviewt und in

Fernsehsendungen wie *Punkt 12* auf RTL sowie in populäre Live-Talk-shows wie *DAS!* im NDR eingeladen. Bei all meinen Interviews merkte ich, dass ich mit meiner Geschichte – nämlich dass man auch in späteren Jahren noch seine Träume verwirklichen kann – einen Nerv bei den Leuten traf. Als junge Frau hatte ich zwar meine Chance verpasst, nach Paris zu gehen, aber nun holte ich meine Träume mit fünfzig nach. Und das in der Modelwelt, die doch seit jeher eine Domäne junger Frauen ist. Ständig kamen neue Modelaufträge herein. Dadurch lernte ich etwas Wichtiges: Das große Interesse an einem 50+-Model sagt viel über die Art und Weise aus, wie die Gesellschaft noch immer auf Frauen und Schönheit blickt. Darüber, wie sehr wir jugendliches Aussehen glorifizieren und als Gesellschaft davon besessen sind. Warum eigentlich? Ich bin überaus zufrieden mit meinem Alter. Ich möchte gar nicht

Ich möchte gar nicht jünger aussehen!

jünger aussehen! Ich möchte zwar weiterhin gut aussehen und fit bleiben (mehr dazu in Teil III), aber das ist nicht dasselbe wie der Wunsch, jung aussehen zu wollen. Ich bin der lebende Beweis dafür, dass die Öffentlichkeit offenbar ein großes Bedürfnis hat, auch Frauen über fünfzig zu sehen. In den Medien, aber auch in der Werbung, in der Mode- und der Beautywelt. Dass ich medial solche Aufmerksamkeit bekam und so erfolgreich als Model durchstartete, beweist, dass Frauen ab fünfzig keineswegs abgeschrieben sind. Es bieten sich vielfältigste Möglichkeiten. Die Menschen sehnen sich nach mehr Diversität in den Medien und 50+-Frauen wollen sich ebenfalls vertreten fühlen. So entstand meine Mission: Ich finde es super, Frauen meines Alters zu repräsentieren, sie zu ermutigen und zu inspirieren. Ich hoffe, anderen Frauen, die ebenfalls voller Träume sind, ein Vorbild zu sein, ihnen den Weg zu ebnen und die Medien- und Geschäftswelt von der Kraft, Authentizität und Ausstrahlung zu überzeugen, die Frauen mit über fünfzig Jahren besitzen. Denn wir dürfen gehört und gesehen werden, ja wir müssen es sogar!

Streetstyle-Influencerin

Seit ein paar Jahren bin ich auch als Influencerin aktiv, auf Facebook und Instagram. Zunächst präsentierte ich mich auf Instagram, suchte dort selbst nach Inspiration und knüpfte darüber Kontakte zu anderen Menschen aus der Modebranche. Schon bald merkte ich, dass mein Account wuchs und ich viel Zuspruch von Leuten bekam, die es toll fanden, zwischen all den jungen Influencer:innen einem 50+-Model zu folgen. Ich bekam vor allem viel Feedback zu meinen Posts, in denen ich meinen eigenen Style präsentiere. Mein Outfit des Tages – sei es bei einem Stadtbummel, einem Lunch oder Abendessen oder beim Radfahren. Und bei Events natürlich. Nach und nach habe ich immer mehr Modefotos veröffentlicht.

Während der *Fashion Week* – einem Mode-Event, das halbjährlich in großen Modemetropolen der Welt veranstaltet wird – stieß ich erstmals auf Streetstyle-Fotografie. Dieser Trend entstand, als Fotograf:innen auf die Idee kamen, Journalist:innen, Influencer:innen und andere Gäste von Modenschauen auf der Straße zu porträtieren. Bei der Berliner Fashion Week kamen ein paar Fotograf:innen zu diesem Zweck auch auf mich zu. Daraufhin habe ich angefangen, auf meinen Social-Media-Accounts regelmäßig Streetstyle-Fotos von mir zu posten. Ein paarmal die Woche schießen wir eine Fotoserie von mir auf den Straßen Hamburgs. Bei Streetstyle ist, wie der Name schon sagt, im Hintergrund die Stadt zu sehen – Menschen, Ampeln, Autos. Ich posiere, während ich die Straße überquere, die Zeitung aus dem Briefkasten hole, mit dem Hund spazieren gehe oder zum Kiosk laufe. Meist mache ich von einem Outfit mehrere Fotos, die ich verteilt über einige Wochen bei Instagram veröffentliche. Ich versuche, jeden Tag ein neues Foto einzustellen. Meist Streetstyle, manchmal auch Fotos von Events oder privaten Anlässen. Wenn ich im Urlaub bin, zeige ich das auch. Dann poste ich ein Bild von mir am Strand oder zusammen mit Michael. Ich möchte mich

51

Ich möchte mich so authentisch wie möglich zeigen.

so authentisch wie möglich zeigen; dazu gehört auch mein Privatleben. Das ist das echte Leben, und genau das wollen meine Follower:innen sehen. Wenn ich ein Foto mit Michael oder mit meiner Mutter poste, kann ich damit rechnen, jede Menge Likes und Kommentare zu bekommen.

Für meine Streetstyle-Fotos arbeite ich mit Getty Images zusammen, einer großen digitalen Datenbank, von der viele Medien im In- und Ausland ihr Bildmaterial beziehen. Die Fotograf:innen, mit denen ich fest zusammenarbeite, sind Streetstyleshooters. Normalerweise porträtieren sie Menschen auf dem roten Teppich bei großen Events, aber als diese pandemiebedingt abgesagt wurden, kamen sie auf die großartige Idee, auf der Straße Models in verschiedenen Outfits abzulichten. Ich finde Streetstyle-Fotografie fantastisch und genieße die Shootings sehr. Als Model ist man ständig in Bewegung, das ist etwas ganz anderes, als statisch an der Wand zu lehnen. Man kann viel kreativer sein. Dank Getty sind meine Bilder in vielen internationalen Zeitschriften erschienen, in Italien in der *ELLE*, in Österreich in der *Woman*, aber auch in der italienischen *Cosmopolitan,* in der mexikanischen *Vogue*, in *Harper's Bazaar* sowie in vielen Blättern des Medienkonzerns *Hearst* in Japan und Brasilien. Meine Streetstyle-Fotos gehen um die ganze Welt!

Das Schönste an Instagram ist für mich jedoch die Interaktion mit meinen Follower:innen aus der ganzen Welt. Die meisten sind 40+. Zu meiner großen Freude kommen wöchentlich neue hinzu, Tendenz

Frauen haben kein Verfallsdatum.

steigend. Es geht mir allerdings gar nicht darum, die Millionenmarke zu knacken, lieber habe ich eine Community, mit der ich in einem echten, persönlichen Austausch stehe. Nicht die Quantität zählt, sondern die Qualität. An den Reaktionen, die ich bekomme, sehe ich, dass meine Follower:innen sich jemanden wie mich wünschen, der ihnen zeigt: Du kannst auch als Fünfzigjährige hip sein, du kannst einen Plisseerock und dazu Boots tragen und ja, graues Haar kann sexy sein. Auch hier wird meine Botschaft wieder deutlich - Frauen haben kein Verfallsdatum. Das spricht die Menschen an. Und ich unterscheide mich damit von vielen anderen Influencerinnen, sowohl was den Stil betrifft als auch die Produkte. Ich bekomme jeden Tag etliche positive Reaktionen: »Deine grauen Haare sehen toll aus, wie hast du das hingekriegt?«, »Ich werde auch langsam grau, hast du Tipps für mich?« Oder die Leute fragen mich, von welcher Marke mein Lippenstift oder mein Rock ist. Diesen Austausch finde ich unfassbar bereichernd, und ich beantworte jede Nachricht selbst. Ich stecke bewusst viel Zeit in meinen Instagram-Account. Immer wieder bekomme ich zu hören, dass andere Frauen in mir ein Vorbild sehen, deshalb gebe ich mir größte Mühe, dieser Rolle gerecht zu werden.

Natürlich ist mir bewusst, dass auf Instagram eine Scheinwelt kreiert wird, die mitunter stark von der Realität abweicht. Fotos sind dort oft mit Filtern bearbeitet und zeigen nur die schönen Momente des Lebens. So entsteht eine künstliche Idealwelt und das Perfektionsstreben wird verstärkt. Auf der anderen Seite schauen sich Menschen einfach gern schöne Fotos an, die eine gewisse Perfektion verkörpern. Und daran ist erst mal nichts falsch, solange man sich bewusst macht, dass diese Fotos nicht immer die Realität abbilden. Eine gesunde Distanz zu Instagram ist wichtig, um sich nicht selbst zu verlieren. Es kann auch helfen, sich klarzumachen, dass Instagram ein Arbeitstool für Models und Influencer:innen ist. Mein Account hat unmittelbar mit meiner Modeltätigkeit zu tun; potenzielle Kund:innen von Modelagenturen schauen sich

> Natürlich ist mir bewusst, dass auf Instagram eine Scheinwelt kreiert wird.

53

deinen Account an und manchmal bestimmt auch deine Followerzahl darüber, ob du einen Auftrag bekommst oder nicht. Das Erstellen von Social-Media-Content ist deshalb schlicht Teil meines Jobs. Da ich gerne authentisch bleiben möchte, ist mein Instagram-Account keine Werbefläche. Ab und zu gehe ich bezahlte Kooperationen ein, aber nur, wenn der Auftrag zu mir und meiner Zielgruppe passt. Ich bin enorm stolz auf meine Zusammenarbeit mit einer internationalen Kosmetikmarke, die 2020 eine Luxus-Pflegelinie für 60+-Frauen auf den Markt gebracht hat. Die Marke kam auf mich zu und fragte, ob ich Lust hätte, jeden Monat ein neues Produkt vorzustellen. Ich bekomme monatlich ein Briefing, was ich bei den Posts beachten soll – etwa, dass das Produkt im Bild zu sehen ist oder eine bestimmte Eigenschaft der Creme genannt wird. Darüber hinaus berichte ich von meinen eigenen Erfahrungen mit dem Produkt. Dafür schreibe ich ein Skript und lerne es auswendig. Das übe ich gemeinsam mit Michael ein. So bin ich auf einmal nicht nur Model, sondern auch Schauspielerin. Im Anschluss machen wir die Fotos. Vor der Coronakrise habe ich mit professionellen Fotograf:innen zusammengearbeitet, aber als das nicht mehr ging, musste Michael herhalten. Und er macht seine Sache gut. Ich versuche immer, kreativ zu sein und mir originelle Ideen einfallen zu lassen. Ein Foto sollte mehr sein als nur ein Bild von mir mit einem Produkt in der Hand und ganz sicher keine plumpe Werbung. Wir machen immer jede Menge Fotos, bestimmt an die hundert, aus denen ich zwei oder drei aussuche, die ich dem oder der Kund:in schicke. Ich schätze mich sehr glücklich, dass ich das zusammen mit Michael tun kann. Wir sind ein echtes Team und haben immer viel Spaß, sind hinterher stolz, wenn ein gutes Ergebnis dabei herauskommt. Außerdem sind wir inzwischen echte Profis und technisch komplett ausgerüstet. Als die Pandemie losging, haben wir kurzerhand Reflektorschirme, Lampen und eine Kamera angeschafft. Wenn ich etwas mache, dann richtig.

Wenn ich etwas mache, dann richtig.

Nur meine Stories nehme ich mit dem iPhone auf. Mein Make-up und meine Haare mache ich selbst, so wie ich auch mein Outfit selbst zusammenstelle. Wenn alle Fotos und Videos im Kasten sind, schicke ich sie dem oder der Kund:in. Manchmal müssen noch Kleinigkeiten verändert werden, manchmal ist es im ersten Anlauf getan. Daraufhin vereinbaren wir Datum und Uhrzeit der Postings. Darum kümmere ich mich selbst. Zu guter Letzt wollen einige Kund:innen gern das Ergebnis meiner Posts sehen (wie viele Likes und Reaktionen), also gebe ich die Statistiken durch. Insgesamt bin ich mit einem Instagram-Post mindestens zwei Tage beschäftigt. Es steckt viel mehr Arbeit dahinter, als die meisten Leute ahnen, aber es macht mir auch sehr viel Spaß.

Social Media hat mir so viel gebracht; auch hier konnte ich mein Hobby zum Beruf machen. Ich lasse mich von den Inhalten inspirieren und freue mich riesig, dass ich auch andere Frauen motivieren und inspirieren kann. An meinem Beispiel zeige ich, dass es so etwas wie »Das ist nur was für Jüngere« und »Dafür bin ich zu alt« nicht gibt. Du bist 50+ und möchtest Influencerin auf Instagram werden? Dann tu es! Es gibt keine Grenzen, nur die in deinem Kopf, und die legst du selbst fest. Niemand, der das nicht will, muss unsichtbar bleiben. Es war nie einfacher, sichtbar zu werden.

Es gibt keine Grenzen, nur die in deinem Kopf.

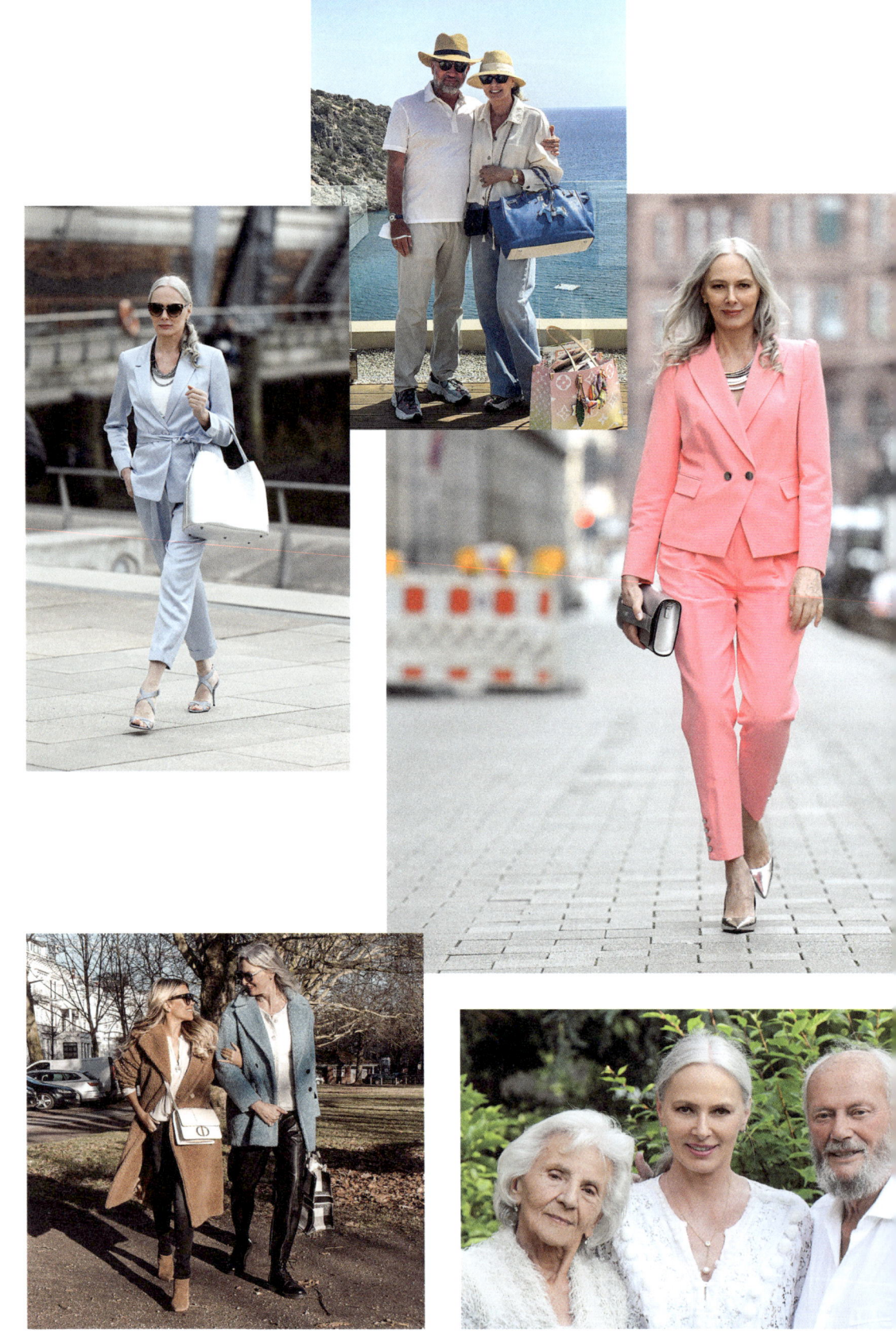

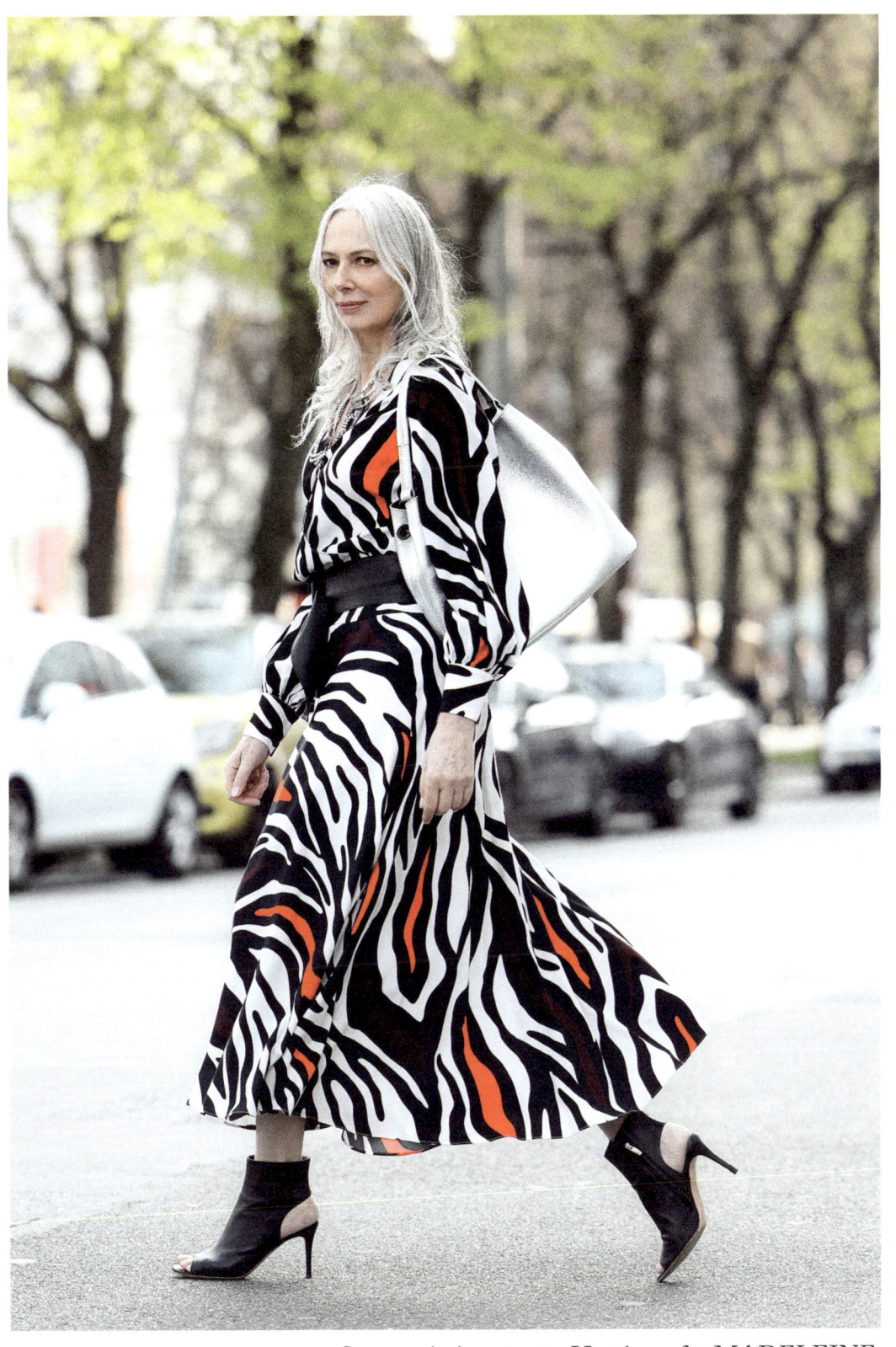

Streetstyleshooting in Hamburg für MADELEINE.

KAPITEL 3

Liebe und Sex

PETRA

Michael hat mir 2010 einen Heiratsantrag gemacht. Wir waren auf einem Konzert von George Michael in Hamburg. Einmal im Jahr mieten Michael und ich bei einem großen Konzert eine Loge und laden zehn Freund:innen ein. So auch an diesem Abend. Es gab leckere Häppchen, Champagner, gute Musik von George Michael – es war ein richtig schöner Abend. Nach dem Konzert standen wir noch eine Weile bei unseren Gästen und ließen den Abend ausklingen. Auf einmal sagte Michael: »Es gibt da noch was, das ich dich fragen will.« Er ging auf die Knie. »Willst du meine Frau werden?« Das kam für mich völlig unerwartet und war superromantisch. Wenn ich daran zurückdenke, bekomme ich noch heute Gänsehaut. Ich stand völlig perplex da, antwortete aber: »Ja, natürlich!« Er nahm mich in den Arm und wir hatten beide Tränen in den Augen. Auch unsere Freund:innen verdrückten die eine oder andere Träne. Für sie kam es ebenso überraschend, niemand war eingeweiht gewesen.

Wir wollten eine Hochzeit im kleinen Kreis.

Daraufhin wurde Rosé-Champagner serviert, denn den liebe ich besonders, was Michael weiß. Anschließend haben wir alle auf diesen unvergesslichen Abend miteinander angestoßen. In einem waren Michael und ich uns gleich einig: Wir würden unsere Hochzeit im kleinen Rahmen feiern.

Wir waren beide schon einmal verheiratet gewesen und hatten jeweils ein Riesenfest veranstaltet. Diesmal wollten wir eine intime Feier, nur im engsten Kreis. Letztlich wurde es eine wunderschöne Hochzeitszeremonie mit zwanzig Personen, darunter unsere Familien und unsere besten Freund:innen. Sylvie war meine Trauzeugin, Michaels Trauzeuge war sein ältester Freund Walter.

Dank meiner Model- und Influencerinnenkarriere wurde ich in Deutschland bekannt. Dadurch lädt man mich oft zu Events ein, angefangen von Modenschauen über Film- und Musicalpremieren bis hin zu Galas mit rotem Teppich. Wenn ich Lust darauf habe, gehe

Man ist und bleibt doch derselbe Mensch.

ich hin. Und Michael begleitet mich meist gern. Nach der Hochzeit habe ich meinen Namen behalten, den lege ich nicht mehr ab. Das hatte ich bei meiner ersten Ehe getan und es hinterher bitter bereut. Man ist und bleibt doch derselbe Mensch.

Mein Name steht für meine Identität. Und nicht nur das: Aufgrund meiner Tätigkeit als Model und Influencerin habe ich ihn als geschützte Marke eintragen lassen. Worin besteht nun das Geheimnis einer langen, glücklichen Beziehung? Meiner Meinung nach darin, dass man den anderen nie als selbstverständlich betrachtet, sich gegenseitig respektiert, einander in tiefer Liebe und mit viel Humor verbunden ist, auch mal Nein sagen kann und sich genug Freiräume lässt, etwa um seinen Hobbys nachzugehen und man selbst sein zu können. In einer Beziehung kommen zwei Individuen zusammen, insofern muss man sich gut aufeinander abstimmen und Rücksicht aufeinander nehmen. Das heißt auch, dass es nicht immer nur um einen geht, manchmal muss man sich auch etwas zurücknehmen. Als Michael noch gearbeitet hat (inzwischen ist er pensioniert) und die ganze Woche weg war, richtete

60

ich es so ein, dass ich am Wochenende zu Hause war und Zeit hatte. Dann ging ich am Wochenende eben nicht mit meinen Freundinnen essen oder verzichtete auf lange Telefonate. Man muss eine gute Balance finden zwischen dem eigenen Leben, in dem man sich weiterentwickeln und verwirklichen kann, und dem Leben als Paar, in dem man einander wirklich Aufmerksamkeit schenkt. Wenn Michael ein Event hat, auf das ich eigentlich keine Lust habe, das aber wichtig für ihn ist, begleite ich ihn. Er tut dasselbe für mich. Gleichzeitig muss man auch mal sagen können: Ich brauche etwas Zeit für mich, ich gehe jetzt mit einer Freundin in die Stadt oder besuche meine Eltern. Manchmal muss man egoistisch sein und seine Interessen pflegen, auch wenn der oder die Partner:in sie nicht teilt. Man sollte noch man selbst bleiben. Seit letztem Jahr ist Michael pensioniert und daher viel zu Hause. Da bin ich als Partnerin geneigt, ebenfalls viel zu Hause zu bleiben. Doch man sollte an seinen Aktivitäten festhalten: an der Arbeit, aber auch am Essengehen mit den Freundinnen oder am Besuch bei eine:r Kosmetiker:in. Zeit für sich selbst, die einem Energie spendet.

Ich achte darauf, dass es in meinem Terminkalender genug Momente für Zweisamkeit gibt. Ich könnte mich jeden Abend mit Freund:innen verabreden oder auf schicke Partys gehen, aber dann wäre ich nur selten zu Hause. Es fühlt sich gut an, manchmal auch Nein zu sagen, man muss nicht immer mit dabei sein. Das ist vielleicht einer der angenehmsten Nebeneffekte des Älterwerdens: Man hat keine Angst mehr, etwas zu verpassen, und steht zu seiner Entscheidung. Ich bin wählerischer geworden. Michael und ich stimmen unsere Termine aufeinander ab, wir haben einen gemeinsamen Kalender auf unseren Smartphones. Vor ein paar Jahren habe ich meinen Freundeskreis bewusst verkleinert, weil ich nur noch Zeit mit denjenigen verbringen will, die mir wirklich wichtig sind. Man hat nur begrenzt Zeit

Ich bin wählerischer geworden.

und Energie, die man aufwenden kann, deshalb sollte man den Dingen und Menschen Platz einräumen, an denen einem wirklich etwas liegt. Solch kluge Entscheidungen trifft man, wenn man älter wird, weil man dann mehr Lebensweisheit besitzt.

Letztlich ist mein Mann der wichtigste Mensch in meinem Leben. Ich verbringe meine Abende gern mit ihm. Wir müssen nicht immer miteinander reden, wir können auch zusammen auf der Couch sitzen und lesen oder gemeinsam fernsehen. Natürlich ist Sex ein wichtiger Aspekt in einer Liebesbeziehung. Auch für Menschen über sechzig. Ich glaube nicht an eine Beziehung ohne Sex. Ein Sexleben gehört dazu und muss gepflegt werden. Ich bin der Meinung, dass Sex im

Ein Sexleben gehört dazu und muss gepflegt werden.

Alter eigentlich nur noch schöner wird, weil man sich und den Partner immer besser kennenlernt. Michael und ich machen alle gemeinsamen Momente zu etwas Besonderem. Wir frühstücken immer zusammen und decken den Tisch im Wohnzimmer, wo wir jeden Tag unsere traumhafte Aussicht auf die Alster genießen. Oft reagieren Menschen in meinem Umfeld erstaunt: Dass wir uns dafür die Zeit nehmen? Aber genau das sollte man: sich die Zeit nehmen, den Tag gemeinsam zu beginnen. Es ist ein Moment der Ruhe. Da möchte ich, dass der Tisch hübsch gedeckt ist. Das Auge isst schließlich mit, wie ich immer sage. Auch abends versuchen wir so oft wie möglich gemeinsam zu essen. Dann decken wir ebenfalls den Tisch und richten das Essen in Schüsseln und Schalen an, wir bedienen uns nicht aus Töpfen und Pfannen. Ich bin keine Küchenfee, aber zum Glück kocht Michael gern. Oder wir bestellen etwas. Wir zelebrieren diese gemeinsamen Momente und das tut unserer Beziehung gut.

Mein letzter Tipp: Überrascht euch gegenseitig hin und wieder und tut dem anderen etwas Gutes. Michael bringt öfter spontan Blumen mit. Oder er springt aufs Rad und kauft eine Zeitschrift, in der ich abgebildet bin. Oder aber er bestellt online ein Paar Schuhe, auf das ich ein Auge geworfen habe. Er ist sehr aufmerksam. Dasselbe gilt natürlich auch umgekehrt. Ich frage abends immer: »Wie war dein Tag?« Man neigt dazu, erst mal von sich zu berichten, aber es ist wichtig, auch dem Partner oder der Partnerin Raum zu geben, erzählen zu lassen, wie der eigene Tag war, wie es ihm oder ihr geht. Damit vermittelt man dem anderen das Gefühl: Ich interessiere mich für dich. Und man erfährt, was den anderen umtreibt, wie es um sein Wohlbefinden bestellt ist. Es ist wichtig, das nicht aus dem Blick zu verlieren.

Kurzum, man darf sich gegenseitig nicht für selbstverständlich nehmen und muss sich weiterhin umeinander bemühen. Das gemeinsame Leben darf nicht zu kurz kommen. Denn letztlich ist die Liebe das Einzige, was zählt.

Letztlich ist die Liebe das Einzige, was zählt.

Helene spricht mit ...

Paartherapeutin und Sexualwissenschaftlerin
Ingeborg Timmerman

»Wie man unabhängig vom Alter dafür sorgt, dass das Sexleben gut bleibt? Na ja, also zunächst einmal muss das Sexleben überhaupt gut sein. Und das ist es, wenn beide hinterher sagen können: Hach, war das schön. Man fühlt sich gesehen und gehört. Es ist erregend und prickelnd. Man will Intensität erleben. Menschen, die über lange Zeit ein gutes Sexleben führen, verfügen oft über ein großes Repertoire. Es gibt immer Phasen im

> Menschen, die über lange Zeit ein gutes Sexleben führen, verfügen oft über ein großes Repertoire.

Leben, in denen man weniger Sex hat, aber es ist erstrebenswert, dass alle beide den Wunsch nach körperlicher Intimität verspüren – und man es insofern nicht bloß dem Partner zuliebe tut.

Sexualität ist eine gute Ergänzung in einer Beziehung. Man kann nicht alles mit Worten ausdrücken. Sexualität eröffnet eine weitere Ebene, eine körperliche, energetische Ebene. Ich finde es immer gut, wenn Paare auch ohne Sex eine erfüllte Beziehung führen können, aber er existiert nun mal. Insgesamt sehe ich bei den Paaren, die meine Praxis aufsuchen, dass solche, die sehr glücklich mit ihrem Sexleben und ihrer Beziehung sind, angeben, im Durchschnitt zwei- bis dreimal pro Woche miteinander zu schlafen. Aber bei den meisten Paaren ist die Frequenz niedriger. Manche Menschen sind äußerst zufrieden damit, einmal im Monat Sex zu haben. Wenn man damit glück-

64

lich ist, warum nicht? Es gibt keine Vorgabe, welche Anzahl oder Häufigkeit ›richtig‹ ist, es geht darum, womit sich beide Partner wohlfühlen – egal ob der Geschlechtsverkehr nun sehr regelmäßig stattfindet oder nur ab und zu. Und auch wenn man schon länger zusammen ist, heißt das nicht, dass alles immer gleich bleibt. Wünsche und Bedürfnisse können sich ändern, insofern sollte man auch darüber kommunizieren. Trau dich zu sagen, wenn du etwas Neues ausprobieren willst. Studien haben ergeben, dass Sexualität bis ins hohe Alter eine wichtige Rolle spielen kann; selbst Hundertjährige haben noch Sex und/oder masturbieren noch. Sexualität begleitet uns ein Leben lang. Da darf man auch mal neue Erfahrungen sammeln, wenn einem danach ist.

Neben der Sexualität spielen natürlich auch andere Aspekte eine große Rolle, wenn es darum geht, langfristig eine gute Beziehung zu führen und die Bindung zu stärken: ein offenes Ohr für den

> Was die Bindung stärkt: ein offenes Ohr für den Partner, ein liebevoller Umgang miteinander.

Partner, ein liebevoller Umgang miteinander. Und wenn man Feedback vom Partner bekommt, sich darauf einzulassen und nicht sofort in die Defensive zu gehen. Die größten No-Gos: Geringschätzung zeigen, bei Feedback oder Kritik in die Defensive oder Offensive verfallen. Außerdem ist es wichtig, sich nicht zurückzuziehen – Kommunikation ist alles. Und interpretiere nicht irgendwas in den anderen hinein, sondern frag nach. Wer Konflikten aus dem Weg geht, schadet nur sich selbst. Dadurch wird man als Person mit seinen Wünschen und Bedürfnissen weniger gesehen. Mit dem Ergebnis, dass man unzufrieden wird. Deshalb: Mach dir bewusst, was du wirklich (!) willst, was deine Bedürfnisse sind, und trau dich, diesen Priorität einzuräumen. Wenn du zu einem Yoga-Retreat willst und dich das zu einem zufriedeneren Menschen macht, weil du in dich selbst investierst, dann tu es. Davon profitiert letztlich auch deine Beziehung. Wer seine Bedürfnisse immer hintanstellt, wird früher oder später unglücklich und dadurch ein schlechterer Partner. Dabei finden wir den anderen immer dann am attraktivsten, wenn wir ihn voller Lebensfreude sehen, etwa wenn er auf einer Feier tanzt. Dann denkt man: ›Was für ein toller Mensch!‹ Was wiederum die Liebe stärkt. Insofern: Tu vor allem das, was dein Herz höher schlagen lässt!«

»Kommunikation ist alles.«

»Tu, was dein Herz höher schlagen lässt.«

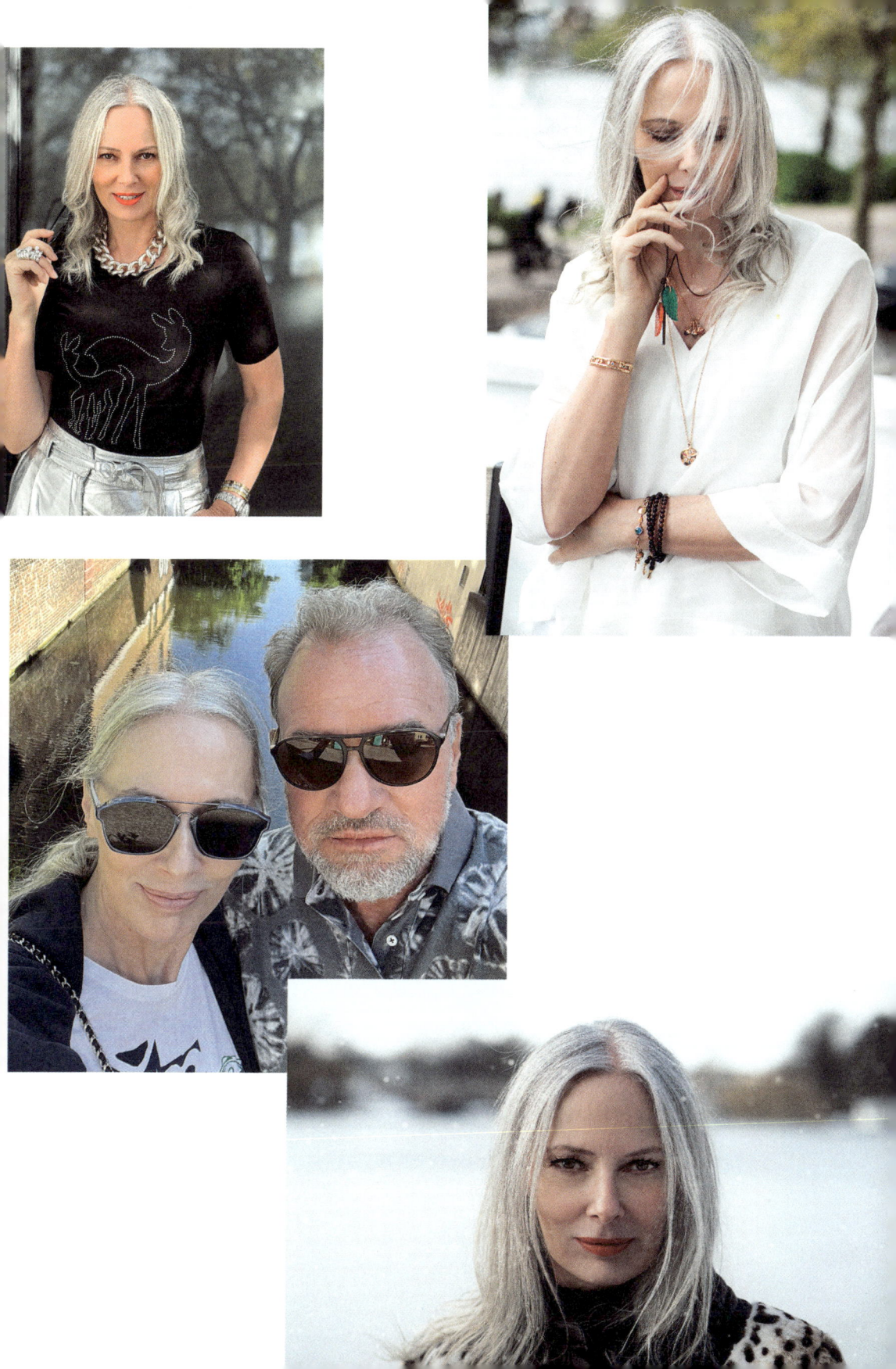

II

BODY

Body

KAPITEL 4

Natürliche Schönheit

PETRA

Mein Äußeres ist Natur pur. Ich habe überhaupt kein Bedürfnis, mit Botox oder Fillern nachzuhelfen. Nicht falsch verstehen, ich bin nicht per se gegen kosmetische Eingriffe, letztlich muss das jeder Mensch für sich selbst entscheiden. Mein Rat lautet lediglich: Bedenke, dass so ein Eingriff keine Kleinigkeit ist. Überlege dir deshalb gut, wieso du es machen lassen willst. Wenn du dich dafür entscheidest, setz klare Grenzen und stell sicher, dass du dich hinterher im Spiegel noch wiedererkennst. Ich habe Verständnis dafür, wenn sich jemand über eine Stirnfalte ärgert, weil man dadurch ständig schlecht gelaunt aussieht. Man hofft, dass man mit einer gestrafften Stirn entspannter wirkt. Dann kann Botox eine tolle und praktische Lösung für etwas sein, was man als Problem empfindet. Ich kann auch gut verstehen, wenn jemand unter hängenden Lidern leidet und das durch ein Augenlifting beheben lassen will. Warum sollte ich etwas dagegen haben? Solche zielgerichteten Eingriffe finde ich völlig legitim. Aber es gibt Menschen, deren Gesicht beim Sprechen oder Lachen völlig eingefroren wirkt. Dann frage ich mich schon: Warum tun sie sich

71

das an? Sehen sie denn nicht, wie unnatürlich das wirkt? Gibt es niemanden in ihrem Umfeld, der sich traut, ihnen die Wahrheit zu sagen? Die Frage, die man sich unbedingt stellen sollte, lautet: Tue ich das wirklich für mich oder liegt es doch eher am gesellschaftlichen Druck, jung aussehen zu müssen? Gehe ich diesen Schritt, weil meine Freund:innen es auch tun oder weil ich glaube, hinterher glücklicher zu sein? Wenn Ersteres deine Beweggründe sind, möchte ich dich warnen: Tu es nicht! Das wird dein Problem nicht lösen. Wenn du um jeden Preis jünger erscheinen willst, kannst du dich selbst nicht so annehmen, wie du bist. Dagegen hilft auch keine Botoxspritze.

Gelegentlich bekomme ich kosmetische Behandlungen angeboten – von Kliniken, die möchten, dass ich im Gegenzug bei Instagram für sie werbe. Darauf gehe ich nicht ein. Ich habe nur wenige Stirnfalten und die Lachfalten, die ich habe, gehören zu mir. Ich will, dass man sieht, dass ich lebe. Mein Aussehen muss zu meinem Alter passen. Auf meinen Händen habe ich Altersflecken, die ich leicht behandeln lassen könnte, aber warum sollte ich? Sie kommen ohnehin nur wieder, das nimmt kein Ende.

Ich will, dass man sieht, dass ich lebe.

Vor allem aber: Sie stören mich nicht. Ich bin über sechzig, da gehören Pigmentflecken einfach dazu. Ich bin zufrieden mit mir, so wie ich bin. Wahre Schönheit drückt sich nicht in einem glatten Gesicht aus, sondern in der Ausstrahlung eines Menschen. Wenn man an sich glaubt und sich in seiner Haut wohlfühlt, strahlt man das auch aus. Ich kann auch nichts mit Brustimplantaten oder Povergrößerungen anfangen und bin kein Fan des *Kim-Kardashian-Hinterns*. Ich finde ihn unnatürlich und darum auch nicht schön. Auf Social Media werden viele junge Leute durch Influencer:innen beeinflusst, die kosmetische Eingriffe bewerben. Dabei ist ihnen manchmal gar nicht bewusst, dass das alles inszeniert ist. Influencer:innen posten auf Instagram meist nur ihre schönsten Momente und versuchen, perfekte Fotos zu kreieren. Das ist an sich nicht schlimm, wir schauen uns alle gern hübsche Bilder an, aber man sollte im Hinterkopf behalten, dass das nicht immer der Realität entspricht.

Instagram ist für viele Menschen ein berufliches Tool. Auch meine Modefotos dort sind retuschiert. In der Welt der professionellen Fotografie gehört das dazu - Menschen lieben nun mal schöne Fotos. Diese Optimierung findet man überall, angefangen bei Modereportagen und Werbeplakaten bis hin zu Social-Media-Posts. Will man ein kommerzielles Produkt vermarkten, muss es ansprechend aussehen. Da ist es nur logisch, dass man sich von seiner Schokoladenseite präsentiert. Aber ich finde, es muss noch natürlich aussehen, sonst verliert man seine Glaubwürdigkeit. Ich selbst mache einen großen Unterschied zwischen privaten und beruflichen Fotos. Auf professionellen Bildern repräsentiere ich die Modewelt, das ist meine Arbeit. Aber meine Privatfotos retuschiere ich so gut wie nie. Die sind echt. Wenn Michael und ich Fotos für meine Arbeit als Influencerin knipsen (aber auch bei privaten Schnappschüssen), versuchen wir, so viel Tageslicht wie möglich einzusetzen und nicht mit künstlichem Licht zu arbeiten. Ein Tipp für alle, die gerne fotografieren: Lass das Tageslicht zu deinem Vorteil arbeiten und dreh das Gesicht immer zur Sonne, das lässt die Gesichtszüge weicher wirken. Ein natürliches Make-up ist vollkommen ausreichend. Nur wenn es gar nicht anders geht, etwa an trüben Tagen oder in Innenräumen mit wenig Lichteinfall, setzen wir künstliches Licht ein. Dann trage ich mehr Make-up auf, weil es sonst durch das Blitzlicht teilweise unsichtbar wird. Es macht wirklich einen Riesenunterschied, wenn man ein Selfie bei Tageslicht aufnimmt: Dann ist Retuschieren überflüssig. Man muss ein bisschen üben, aber am Ende kommt mit Sicherheit ein

> Menschen lieben nun mal schöne Fotos.

gelungenes Foto dabei heraus. Außerdem fotografieren wir gerne an Tagen, an denen es ein wenig bewölkt und nicht allzu sonnig ist. Grelles Sonnenlicht sorgt nämlich für harte Linien im Gesicht. Und noch ein Tipp: Stell dich für ein Foto nie unter eine Lampe. Licht von oben wirft tiefe Schatten unter deine Augen, Nase und Kinn.

Gerade weil ich natürliche Schönheit liebe, weil ich mich in meiner Haut wohlfühlen will, aber auch aufgrund meiner Arbeit als Model und Influencerin behandle ich meinen Körper gut und widme meiner Haut und meinem Aussehen viel Aufmerksamkeit. Denn machen wir uns nichts vor – es geht natürlich nicht von selbst. Trotz meiner guten Gene muss auch ich etwas tun, um fit, energiegeladen und vital zu bleiben. Anstatt mir Botox spritzen zu lassen, sorge ich für eine gute Hautpflege. Statt mich für ein Bodylifting unters Messer zu legen, treibe ich regelmäßig Sport. In den nächsten Kapiteln schildere ich, wie ich auf jedem Gebiet vorgehe: angefangen von Bewegung über Ernährung bis hin zu Haut- und Haarpflege.

Es geht natürlich nicht von selbst.

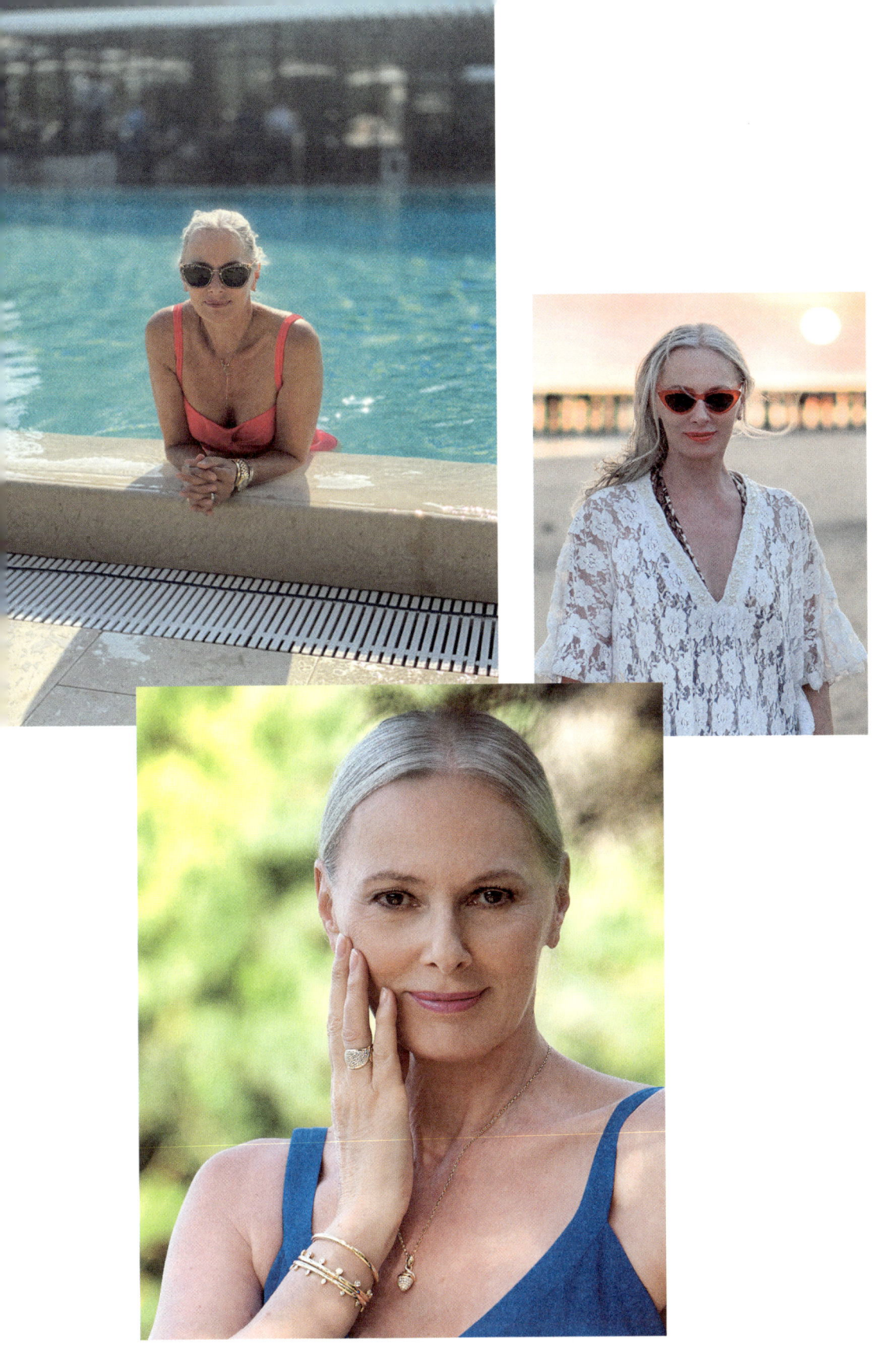

KAPITEL 5

Fit & in Form

PETRA

Ich bin von Natur aus schlank. Ich habe immer Größe 38 gehabt. Selbst in jüngeren Jahren habe ich nie eine 34/36 getragen, was als Durchschnittsgröße von Catwalk-Models gilt. Das kommt durch meinen Körperbau: Ich habe breite Schultern und Hüften. Doch meine Maße standen meiner Modelkarriere nie im Weg. Selbst wenn bei einem Shooting etwas nicht perfekt passt, finden wir immer eine Lösung. Meist stehen beim Shooting Kleidermuster zur Verfügung, die überwiegend aus kleinen Größen bestehen. Aber Stylist:innen sind äußerst kreativ: Passen die Kleider nicht, werden sie passend gemacht. Reißverschlüsse am Rücken werden einfach offen gelassen und es wird viel mit Sicherheitsnadeln getrickst. Hauptsache, man hat ein gutes Bild im Kasten. Bei einer Modenschau für eine Boutique sind oftmals mehrere Größen vorhanden. Alle Kleider werden vorher anprobiert und daraus Sets zusammengestellt, die man dann auf dem Laufsteg trägt. In meiner gesamten Karriere habe ich nie den Druck gespürt, dünn sein zu müssen. Auch als junges Mädchen habe ich nie Diät gehalten. Zwischen zwanzig und dreißig hat mich gesunde Ernährung null interessiert. Heute ist das ein angesagtes Thema, aber damals spielte das eine untergeordnete Rolle. Als Model musste man schlank, aber nicht dünn sein, und genau das war ich. Ich aß, was damals halt so üblich war. Zum

Frühstück und zum Mittagessen häufig Brot und abends klassische Hausmannskost: Kartoffeln, Fleisch und Gemüse. Ich konnte eigentlich alles essen, was ich wollte, und nahm kaum zu. Hatte ich doch mal genascht, denn ich bin eine echte Naschkatze, aß ich an den darauffolgenden Tagen einfach etwas weniger und bekam die zusätzlichen Pfunde so wieder weg. Damals ging das noch leicht. Heute nicht mehr.

Das Einzige, womit ich in puncto Aussehen von der Pubertät bis Anfang zwanzig zu kämpfen hatte, war Akne. Vor allem die berühmte T-Zone war betroffen. Das ist für jeden jungen Menschen lästig, ganz besonders, wenn man Model ist. Ich kann mich noch gut daran erinnern, wie schrecklich ich diese Zeit fand. Das hat an meinem Selbstbewusstsein genagt. In diesem Alter ist man ohnehin unsicher, und wenn man dann noch Pickel hat … Vom Hausarzt bekam ich eine selbst gemachte Salbe

Die Akne hat als Jugendliche an meinem Selbstbewusstsein genagt.

verschrieben. Die half, trocknete meine Haut aber so sehr aus, dass sie sich schuppte. Letztlich habe ich auf Anraten des Arztes die Antibabypille genommen, weil meine Akne vorwiegend hormonelle Ursachen hatte. Dadurch verbesserte sich mein Hautbild deutlich – und mein Selbstwertgefühl auch.

Von klein auf habe ich immer gerne Sport gemacht. Ich war eine begeisterte Reiterin und habe sogar an Turnieren teilgenommen. Auch Tennis habe ich viel gespielt. Das war der Lieblingssport meiner Familie: Meine Eltern, mein Bruder und meine Schwester spielen ebenfalls Tennis. Außerdem fuhren wir regelmäßig in den Skiurlaub. Der Begriff Fitness war damals noch kaum Thema; zumindest nicht als eigene Aktivität, wie man sie heute überall in Fitnessstudios anbietet. Zu Hause hatte ich zwar zwei Hanteln, mit denen ich ab und zu Übungen machte, aber ich könnte nicht behaupten, dass ich ernsthaft Krafttraining betrieb. Wegen meiner schlanken Statur sah ich keine Notwendigkeit, in dieser Hinsicht zu trainieren. Erst später entdeckte ich, wie wichtig ein gutes Krafttraining ist.

Mit Anfang vierzig merkte ich, dass sich mein Körper langsam veränderte. Ich war nicht mehr so fit. Das geht natürlich allmählich vonstatten. Die ersten Veränderungen machen sich an den typischen weiblichen »Problemzonen« bemerkbar - an Bauch, Po und Hüften. Ich weiß noch, wie ich mich im Bikini vor dem Spiegel drehte und dachte: »Hmm, irgendwie ist mein Körper nicht mehr derselbe wie früher.« Das ist nur logisch: Niemand sieht mit vierzig noch aus wie mit zwanzig. Aber das heißt noch lange nicht, dass man den Dingen

Niemand sieht mit vierzig noch aus wie mit zwanzig.

einfach seinen Lauf lassen muss. Als Model wird von mir erwartet, dass ich in Form bleibe. Meine Größe 38 möchte ich behalten. Als ich mit einer Freundin darüber sprach, fragte sie mich, wieso ich keinen Sport treibe. Sie hatte recht: Es war an der Zeit, dass ich etwas unternahm.

Daraufhin habe ich mich bei einem Fitnessstudio angemeldet und mit einer Personal Trainerin losgelegt. Ich kann nur jedem raten: Wenn du mit Fitnesstraining beginnst, nimm dir unbedingt eine:n Trainer:in. Diese Investition lohnt sich, gerade am Anfang. Das ist gar nicht unbedingt sündhaft teuer, denn man braucht nicht für jede Trainingseinheit eine:n Privattrainer:in. Man kann auch einfach ein paar Stunden buchen oder nimmt die persönliche Beratung im Fitnessstudio in Anspruch. Ein:e Personal Trainer:in kann einem einen individuellen Trainingsplan zusammenstellen, mit dem man seine Ziele erreicht. Will ich abnehmen oder Muskeln aufbauen? Mein Ziel ist es, meinen Körper zu definieren und mein Bindegewebe schön straff zu halten. Und fit zu bleiben, denn dann fühle ich mich wohl in meiner Haut. Ich trainiere also nicht, um Fett zu verbrennen. Dabei nehme ich zu sehr ab und mein Gesicht sieht eingefallen und kantig aus, was ich nicht schön finde. Deshalb lege ich den Schwerpunkt mehr auf Krafttraining und weniger auf Cardio (Ausdauer). Ein:e (Personal) Trainer:in kann dir auch zeigen, wie man die Übungen richtig ausführt. Sonst läuft man Gefahr, sich zu verletzen. Ich selbst hatte schon zweimal eine *Frozen Shoulder* (Schultersteife), weil ich eine bestimmte Übung zu lange falsch gemacht habe. Erst wenn du nach einer ausführlichen Einweisung genau weißt, was du tun musst, kannst du selbstständig trainieren. Nach sechs Wochen wirst du erste Ergebnisse sehen. Ein herrliches Gefühl! Optimal ist es, mindestens dreimal pro Woche zu trainieren. Ich würde dir raten, auch weiterhin regelmäßig, z. B. einmal pro Monat, eine Extra-Session zu buchen. So kann beurteilt werden, ob du die Übungen immer noch korrekt ausführst oder ob du etwas verändern musst. Ob du die Intensität der Übungen und/oder Gewichte steigern musst. Außerdem kann er oder sie dich anspornen. Das hat man dringender nötig, als man denkt: Unser Körper sucht immer den Weg des geringsten Widerstands. Ein einfaches Beispiel: Beim Bizeps-Training muss man die Arme beim Absenken gestreckt halten (siehe Seite 91). Sonst bringt die ganze Übung nichts. Unbewusst tendiert man aber dazu, zu schummeln und den Arm zu entlasten, damit es weniger anstrengend ist. Wenn mir eine Übung leicht von der Hand geht, weiß ich inzwischen, dass ich irgendetwas nicht richtig mache. Oft merkt man das aber erst, wenn man darauf hingewiesen wird. Ist die Übung wenig effektiv, ist es letztlich schade um die Zeit und Energie, die man darauf verwendet hat. So habe ich von meiner Trainerin Sonja gelernt, dass ich während der Bauchübungen die Bauchmuskeln die ganze Zeit anspannen muss. Von Anfang bis Ende. Dadurch wird Rückenbeschwerden

Optimal ist es, mindestens dreimal pro Woche zu trainieren.

vorgebeugt. Außerdem habe ich gelernt, dass jede Bauchübung auf dem Rücken liegend beginnt. So bewegt man sich bewusst und konzentriert. Und man muss immer auf die Atmung achten. Man atmet kontrolliert durch den Mund aus und nicht mit einem Stoßseufzer. Zuerst musste mich Sonja oft darauf hinweisen, inzwischen ist es mir in Fleisch und Blut übergegangen.

Begonnen habe ich mit zweimal Sport die Woche. Zunächst konzentrierte ich mich auf BBP: Bauch, Beine, Po. Später kamen Bizeps und Trizeps dazu. Anfangs musste ich mich regelrecht zwingen, ins Fitnessstudio zu gehen. Ich habe größtes Verständnis, wenn Frauen sagen, sie seien abends nach der Arbeit zu müde und könnten sich nicht mehr aufraffen, zum Fitnessstudio zu fahren. So ging es mir auch. Und trotzdem habe ich durchgehalten. Ich trage meine Sportstunden im Terminkalender ein, dann gehe ich auch hin.

Wenn du Fitnessstudios nicht ausstehen kannst, geh raus zum Sport.

Mein Tipp: Entwickle eine feste Routine. Und wenn du Fitnessstudios nicht ausstehen kannst, geh raus zum Sport: Geh joggen, walken, spazieren, ins Bootcamp oder zum Yoga im Park. Selbst wenn es nur eine halbe Stunde ist: Hauptsache, du sorgst jeden Tag für Bewegung. Und besorg dir eine gute Sportmatte, damit du auch zu Hause Übungen machen kannst. Die lässt sich z. B. unterm Bett aufbewahren, so hast du sie immer griffbereit. Inzwischen gehört Sport zu meinem Lebensstil dazu. Ich trainiere an fünf Tagen die Woche und habe das große Glück, Trainingsmöglichkeiten zu Hause zu haben. Dafür braucht man weder viel Geld noch viel Platz. Für das Fitnesstraining zu Hause braucht man nur ein paar unterschiedlich schwere Hanteln, zwei unterschiedlich starke Therabänder, gekennzeichnet durch verschiedene Farben, und eine Faszienrolle. Im Folgenden erkläre ich, wozu ich diese Sportgeräte verwende.

Als ich um die fünfzig war, begann ich, intensiver zu trainieren. Durch die hormonelle Umstellung in den Wechseljahren merkte ich, dass meine Haut sichtlich schlaffer wurde. An der Rückseite meiner Oberschenkel wurde Cellulite sichtbar und das Bindegewebe an der Vorderseite fühlte sich weniger straff an. Auch die Haut um meine Knie erschlaffte. Das ist der Nachteil am Älterwerden: Alles hängt. Die Schwerkraft tut ihr Übriges. Davon ist jeder und jede auf unserem Planeten betroffen, ganz unabhängig vom Beruf. Man kann sich noch so sehr anstrengen, der eigene Körper sieht mit fünfzig einfach anders aus als mit zwanzig. Und das ist auch gut so. Ich will gar nicht aussehen wie eine Zwanzigjährige, aber ich will in Form bleiben. Und mich in meiner Haut wohlfühlen.

Ich will mich in meiner Haut wohlfühlen.

Und ich will weiterhin das Leben genießen können. Deshalb gönne ich mir ab und zu ein Stück Schokolade oder ein Glas Champagner. Auch bei Geburtstagen oder anderen Anlässen esse ich ein Stück von dem leckeren Kuchen, den meine Mutter gebacken hat. Ich achte nicht krampfhaft auf jede Kalorie. Aber wenn ich Kleidergröße 38 behalten will, darf ich es auch nicht übertreiben und muss für ausreichend Bewegung sorgen. Das ist meine bewusste Entscheidung, weil ich gerne noch ein paar Jahre im Geschäft bleiben möchte. Ich will so älter werden, dass es mir gut geht, weil ich gesund bin, mich in meiner Haut wohlfühle und voller Energie stecke. Ich möchte anderen Frauen mitgeben, dass es nicht wichtig ist, welche Konfektionsgröße man trägt; was zählt ist, dass man sich wohlfühlt. Lass dir nicht einreden, dass du dich mit Größe 42 zum Sport quälen musst, nur weil schlank als schön gilt. Es geht darum, wie du dich mit deinem Körper fühlst. So etwas wie eine Idealfigur oder Idealgröße existiert schlichtweg nicht. In den letzten Jahrzehnten war das Schönheitsideal, dünn zu sein, aber früher war das ganz anders, man denke nur an die Rubensfrauen. Glücklicherweise ändert sich der Zeitgeist gerade wieder und es gibt immer mehr Diversität in den Medien und in der Modebranche.

Natürlich ist es wichtig, gesund zu leben, vor allem, wenn man älter wird. Dazu gehört auch Bewegung. Je älter man wird, desto mehr nimmt die Muskelmasse ab und es wird immer schwerer, welche aufzubauen und zu behalten. Das kommt daher, dass der Stoffwechsel träger wird. Darum dauert es auch länger, bis man Trainingseffekte sieht. Das ist mit ein Grund, weshalb ich anfing, intensiver zu trainieren, fünfmal die Woche. Die Übungen, die ich mache, sind für jedes Alter geeignet, die verändern sich nicht, ich trainiere nur intensiver als früher. Außerdem habe ich mehr Abwechslung in mein Training eingebaut, um einem Gewöhnungseffekt entgegenzusteuern. Von dreimal 15 Sit-ups bin ich zu dreimal 25 übergegangen und inzwischen trainiere ich meine Bauchmuskulatur mit dreimal 50 Sit-ups. Gleichzeitig ist es äußerst wichtig, auf ein gesundes, verantwortungsvolles Training zu achten und sich regelmäßig bei einem Arzt oder einer Ärztin durchchecken zu lassen. Das mache ich einmal pro Jahr. Bei einem dieser Gesundheitschecks wurde vor ein paar Jahren die Knochendichte gemessen und beginnende Osteoporose festgestellt. Meine Knochendichte hatte abgenommen. Ganz überrascht hat mich das nicht; ich war in den Wechseljahren, und das gehört dazu. Daraufhin bekam ich sofort ein Rezept für Vitamin D und seitdem nehme ich einmal die Woche 20.000 IE. Außerdem achte ich jetzt verstärkt darauf, kalzium- und eiweißreiche Nahrung zu essen wie Nüsse, Hülsenfrüchte, Samen, Fisch und Gemüse. Mein Muskelaufbautraining ist unverzichtbar: Sobald die Knochen an Stärke verlieren, braucht man Muskeln, die die Gliedmaßen stabilisieren und unterstützen. Das erreiche ich durch mein regelmäßiges Training und die korrekte Ausführung meiner Übungen.

> Ich war in den Wechseljahren, und das gehört dazu.

Seit ich die fünfzig überschritten habe, habe ich auch ein Beckenbodentraining in mein Sportprogramm integriert. Das soll Inkontinenz vorbeugen. Das ist ein Leiden, mit dem viele Frauen ab fünfzig zu kämpfen haben. Ich habe mir angewöhnt, bei allen Übungen, die ich mache, gleichzeitig meine Beckenbodenmuskeln mitzutrainieren. Das war gar nicht so leicht. Mein Rat: Lass dich am Anfang professionell begleiten. Es ist allein eine Frage der Konzentration und der Übung, bis man die Bewegungsabläufe verinnerlicht und ein gutes Gefühl dafür entwickelt hat, wie man die Beckenbodenmuskulatur anspannt. Man kann diese Übung auch leicht in den Alltag einbauen, indem man sie z. B. jedes Mal macht, wenn man an einer roten Ampel wartet. Egal ob man zu Fuß, mit dem Rad oder mit dem Auto unterwegs ist. Eine rote Ampel ist dann für dich das Signal: Beckenbodentraining! So integrierst du die Übung in den Alltag, ohne extra Zeit dafür einplanen zu müssen. Eine Win-Win-Situation! Ein weiterer Tipp zum Stimulieren des Beckenbodens ist das bewusste Abrollen der Füße beim Gehen: dazu den Fuß von der Ferse bis zu den Zehen abrollen. Auch daraus kann man eine Gewohnheit machen: Was, wenn du den Gang zur Kantine in der Mittagspause darauf verwendest? Der Weg zur Kantine bedeutet dann: den Fuß abrollen.

Frühmorgendliches Training, noch vor dem Frühstück, ist am effektivsten. Nachts verbrennt man Fett, das heißt, morgens hat man wenig Reserven. Wenn man dann trainiert, erzielt man in dieser Hinsicht maximale Ergebnisse. Trotzdem trainiere ich am liebsten abends. Morgens habe ich den Kopf voll mit all den Dingen, die ich tagsüber erledigen muss. Nur meine Sit-ups mache ich in der Früh. Die mache ich im Bett, indem ich meine Füße unter Michaels Knie schiebe und

Frühmorgendliches Training, noch vor dem Frühstück, ist am effektivsten.

währenddessen einen sieben Kilo schweren Medizinball in den Händen halte. Dadurch wird das Training intensiver und effektiver. Angefangen habe ich mit 15 Sit-ups, inzwischen mache ich dreimal 50. Auf dieses Bauchmuskeltraining bin ich gekommen, weil ich gemerkt habe, dass Sit-ups nicht gerade meine Lieblingsübung sind, und ich sie regelmäßig vergaß. Nun passiert mir das nicht mehr, weil der Medizinball direkt neben dem Bett liegt und mich mein Mann sonst auf das Versäumnis hinweist. Außerdem verwende ich den Medizinball im Bett, um gleichzeitig Schultern und Oberarme zu trainieren sowie Beine und Po. Das alles in gerade mal zwanzig Minuten! Abends beginne ich meist mit vierzig Minuten auf dem Laufband. Das ist gleichzeitig eine gute Aufwärmübung, bei der ich in hohem Tempo gehe, aber nicht renne, um kein Fett zu verbrennen. Allerdings ist die Übung dadurch auch weniger effektiv für meine Muskeln. Oder ich trainiere dreißig Minuten auf dem Crosstrainer. Das ist die perfekte Übung für Po und Beine, weil sie intensiver ist als das Gehen auf dem Laufband und man die Muskeln von den Waden bis zu den Hüften trainiert. Eine sehr effektive Übung also. Dank meiner Trainerin Sonja trainiere ich mit viel Technik, ich weiß genau, was ich tun muss und warum, was jede Übung mit welchen Muskeln macht. So trainiere ich zielgerichtet und effektiv.

Nach Laufband oder Crosstrainer folgt das Krafttraining. Ich mache immer drei Sets mit je 20–25 Wiederholungen. Ich trainiere nahezu meinen gesamten Körper – Beine, Hüften, Arme und Rücken – und verwende Therabänder. Diese elastischen Latex-Bänder sind in verschiedenen Farben und Stärken erhältlich, von sehr leicht bis sehr stark. Jede Stärke hat ihre eigene Farbe. Das ist eine sehr gesunde Form des Trainierens: Man kann die Übungen kontrolliert ausführen und jede Muskelgruppe damit beanspruchen. Sie sind ideal für zu

Es ist wichtig, auch im Urlaub weiterzutrainieren.

Hause, auch wenn man keinen Platz für Fitnessgeräte hat. Und das Praktische an den Bändern ist auch, dass man sie in den Urlaub mitnehmen kann; sie brauchen kaum Platz im Koffer. Denn es ist wichtig, auch im Urlaub weiterzutrainieren. Man muss zwar nicht unbedingt das gesamte Programm durchziehen, aber es ist ratsam, die Muskeln ab und zu arbeiten zu lassen. Routine ist immens wichtig. In den kleinen Muskeln nimmt die Kraft schon nach kurzer Zeit ab, etwa in den Unterarmen und Waden. Setzt man also im Urlaub zwei Wochen aus, kann man danach wieder von vorn beginnen. Alternativ trainiere ich ab und zu mit Hanteln, beispielsweise meine Schultern, um meine Muskeln durch ungewohnte Übungen zu überraschen. Da sie an die Therabänder gewöhnt sind, ist es gut, ihnen hin und wieder neue Anreize zu geben, damit sie sich nicht langweilen.

Die Plank (Unterarmstütz, siehe Seite 90) ist eine weitere Übung, die in meinem Programm regelmäßig vorkommt. Damit trainiert man nahezu den gesamten Körper, das macht sie so effektiv. Um die Wirkung zu erhöhen, kann man sich auf einen großen Gymnastikball oder eine Pilatesrolle stützen, wodurch es noch fordernder wird (siehe Seite 94). Dabei werden zusätzlich die kleinen Muskeln in der Wirbelsäule gedehnt, die man mit normalem Krafttraining nicht erreicht.

Außerdem kräftige ich meine Taille mithilfe eines Gymnastikballs.

Außerdem kräftige ich meine Taille mithilfe eines Gymnastikballs. Die gibt es in allerlei Farben und Größen. Die Füße klemme ich fest und liege beispielsweise mit der linken Hüfte seitlich ganz gerade auf dem Ball. Dann bringe ich den Oberkörper Richtung Boden und komme wieder hoch. Das alles, während ich eine zwei Kilo schwere Hantel in der Hand halte. Diese Übung mache ich in drei Sets mit je zwanzig Wiederholungen. Eine äußerst wirkungsvolle Übung für eine schöne Taille (siehe Seite 91).

Mein tägliches Training runde ich immer mit der Faszienrolle ab. Das ist ein Massageroller fürs Bindegewebe. Ich verwende die Rolle für meinen Rücken und meine Beine, an den Vorder- und Rückseiten. Für die Rückenübung setze ich mich darauf und rolle damit vom Po über den Rücken und wieder zurück. Das beugt Rückenschmerzen vor und lockert die Muskulatur im Rücken. Mit den Beinen mache ich dasselbe. Es funktioniert auch mit den Oberschenkelseiten. Anfangs können die Übungen ziemlich schmerzhaft sein, aber es wirkt und man gewöhnt sich schnell daran. Nach einiger Zeit verlangt der Körper geradezu danach. Eine Faszienrolle ist gut für die Durchblutung und beugt einer Verklebung der Faszien vor. Muskeln können nämlich nur dann gut funktionieren, wenn die sie umgebenden Faszien nicht verklebt sind. Die Rolle ist übrigens nicht nur für Menschen über fünfzig zu empfehlen. Solche Verklebungen kommen in jedem Alter vor.

Stretchen ist eine Übung, die wir gern mal vergessen, dabei ist sie enorm wichtig. Du kannst diese Übung entweder zum Aufwärmen (Warm-up) an den Anfang oder zum Abkühlen (Cool-down) ans Ende deines Programms stellen. Indem ich mich regelmäßig dehne, erreiche ich verschiedene Muskelgruppen und mobilisiere beispielsweise meine Wirbelsäule. Dadurch bleibe ich beweglicher und geschmeidiger und beuge Krämpfen vor. Da die meisten Menschen oft ganz krumm dasitzen und die Schultern hängen lassen, ist es enorm wichtig, die Muskeln zu trainieren, die den Körper aufrechthalten, etwa im Rücken. Bei diesen Übungen lernt man den Körper zu »öffnen«, so wie man das auch tut, wenn man den Rücken gerade macht. Mit einem gut trainierten Rücken läuft man nicht Gefahr, eine krumme oder bucklige Haltung einzunehmen.

Ich mache meine Übungen gerne, weil ich den Effekt sehe. Dadurch bekomme ich eine bessere Haltung und das hebt meine Laune! Die positiven Veränderungen an meinem Körper sind eine große Motivation, weiterzumachen. Damit mir Sport auch weiterhin Spaß macht, höre ich nebenher meine Lieblingsmusik oder schaue auf dem Laufband oder Crosstrainer eine Netflix-Serie. Und ich trainiere regelmäßig zusammen mit Michael, wobei wir uns gegenseitig anspornen. Zum Glück bin ich von Natur aus diszipliniert: Dreißig Minuten auf dem Crosstrainer heißt wirklich dreißig Minuten und nicht fünfundzwanzig. Wenn man einmal anfängt zu schummeln, reißt es immer mehr ein. Selbst wenn man aus irgendwelchen Gründen nicht zum Training kommt, kann man Übungen in den Alltag integrieren. Etwa ein Wadentraining, indem man beim Kochen oder Warten auf den Bus auf einem Bein steht – dadurch trainiert man die kleinen Muskeln in der Wirbelsäule gleich mit.

> **Ich mache meine Übungen gerne, weil ich den Effekt sehe.**

> **Wenn man einmal anfängt zu schummeln, reißt es immer mehr ein.**

Ausreichende und effektive Bewegung hat auch Auswirkungen, die man nicht unmittelbar sieht, die aber lebenswichtig sein können. Je älter man wird, desto schwächer wird das Herz, da die Anzahl an Herzmuskelzellen kontinuierlich abnimmt. Es kann auch zu Ablagerungen in den (Schlag-)Adern kommen (Arteriosklerose) oder man entwickelt Bluthochdruck. Letzteres habe ich zwar nicht, aber vor drei Jahren hatte ich eine Herzkatheteruntersuchung, weil ich immer so einen Druck auf der Brust hatte. Dabei wurde festgestellt, dass ich zwei kleinere Kalkablagerungen in einer meiner Halsschlagadern hatte. Meine Ärztin war überrascht, weil ich dank meiner schlanken Figur, meines gesunden Lebensstils und des regelmäßigen Sports ansonsten ein gesundes Herz habe. Aber es gibt fast nichts, was man gegen Kalkablagerungen tun kann; ich nehme seither Blutverdünner und bin bei einem Facharzt in Behandlung, um das im Blick zu behalten.

Obwohl ich Sport treibe, kann ich nicht von mir behaupten, einen super durchtrainierten Körper zu haben. Das muss aber gar nicht sein und ist auch nicht mein Ziel; ich möchte einfach gesund und fit aussehen. Vielleicht ist es beruhigend zu wissen, dass auch ich Cellulite habe. Nein, natürlich sieht das nicht schön aus, aber so viele Frauen leiden darunter. Das hat auch nichts mit Schlanksein zu tun. Es gibt verschiedene Formen und Ursachen, wirklich jede kann Cellulite bekommen, selbst Spitzenathletinnen. Ich habe genetisch bedingte Cellulite am Po und an den Oberschenkelrückseiten. Da kann ich so viel trainieren, wie ich will: Das geht nicht mehr weg, aber durch Sport verhindere ich, dass es schlimmer wird. Ich akzeptiere das und mache mir darum keinen Kopf. Dasselbe würde ich dir auch dringend empfehlen.

Ich möchte einfach gesund und fit aussehen.

ÜBUNGEN

Crosstrainer
30 Minuten

1 Ganzer Körper

Plank
3 x 30 Sekunden

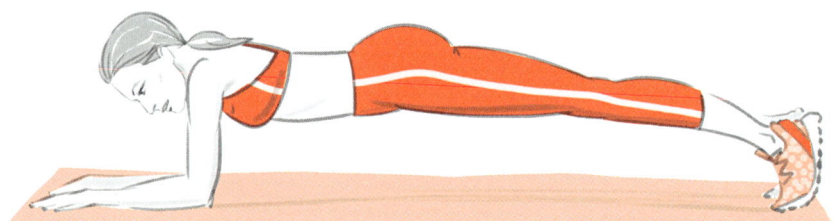

2 Schultern

Theraband
3 x 20 Wiederholungen

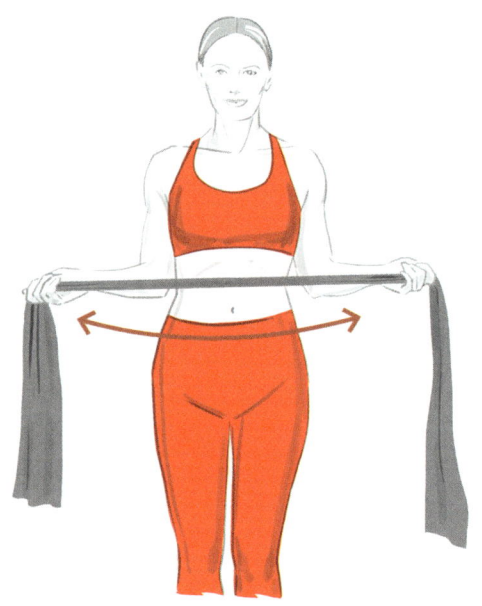

3 Taille

Übung auf dem Gymnastikball mit 2-Kilo-Hantel

3 x 30 Wiederholungen

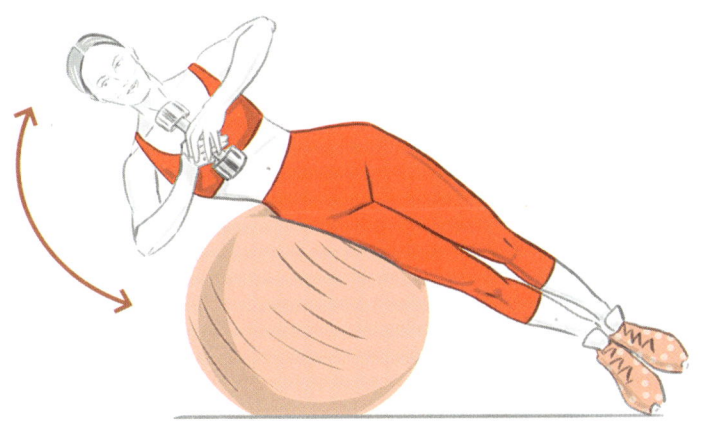

4 Bizeps

Übung mit 3-Kilo-Hanteln

3 x 20 Wiederholungen

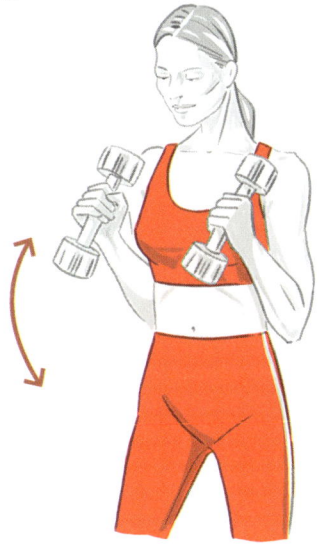

5 Rücken

Theraband bis auf Hüfthöhe
nach hinten ziehen und dabei
die Daumen nach außen drehen

3 x 20 Wiederholungen

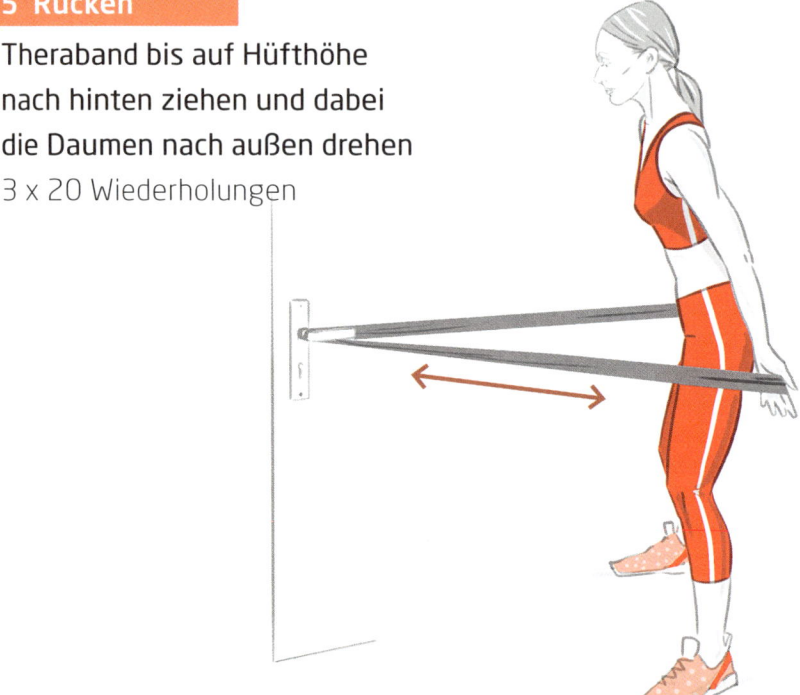

6 Bauch

Sit-ups

3 x 50 Wiederholungen

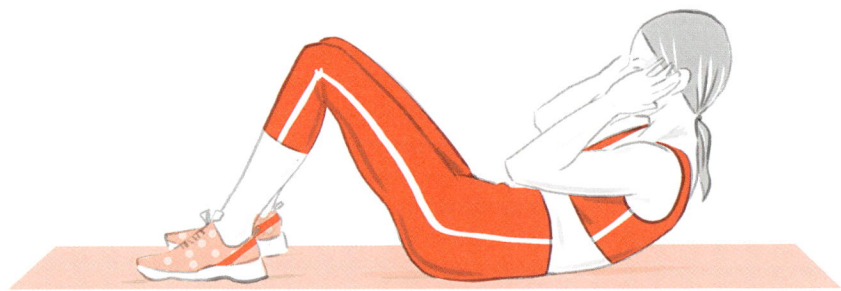

7 Trizeps

Goldenes Theraband dehnen, bis Unterarm
Boden berührt

3 x 15 Wiederholungen

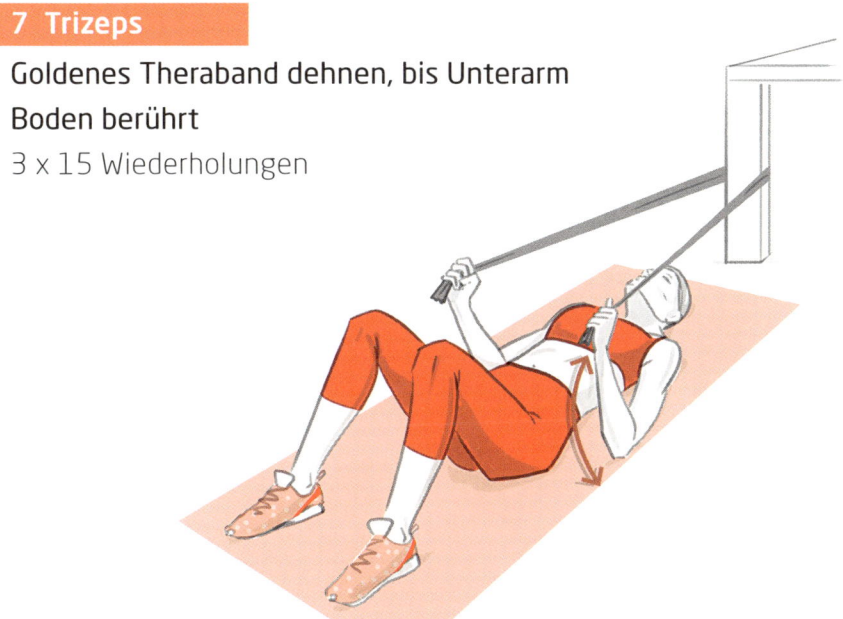

8 Beine und Po

Auf der Seite liegend mit blauem Theraband
um die Füße Bein anheben

3 x 25 Wiederholungen

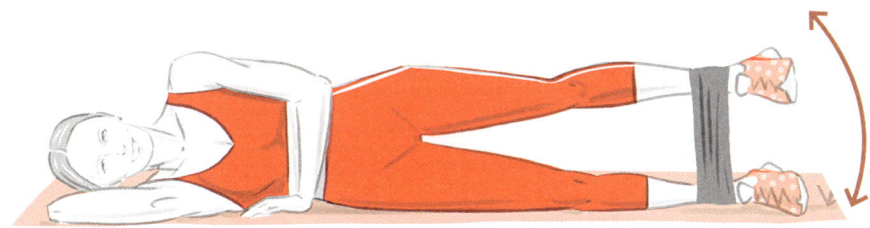

9 Po und Oberschenkelrückseite

Auf allen Vieren das graue Theraband um den rechten Fuß spannen und unters linke Knie klemmen. Dann mit dem rechten Fuß eine Aufwärtsbewegung im 90-Grad-Winkel beschreiben.

3 x 20 Wiederholungen

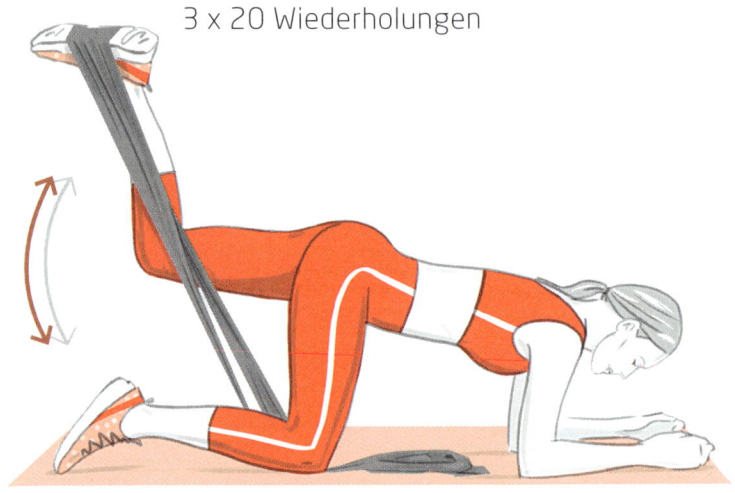

Plank auf Gymnastikball

Intensive Plank für den ganzen Körper

3 x 20 Sekunden

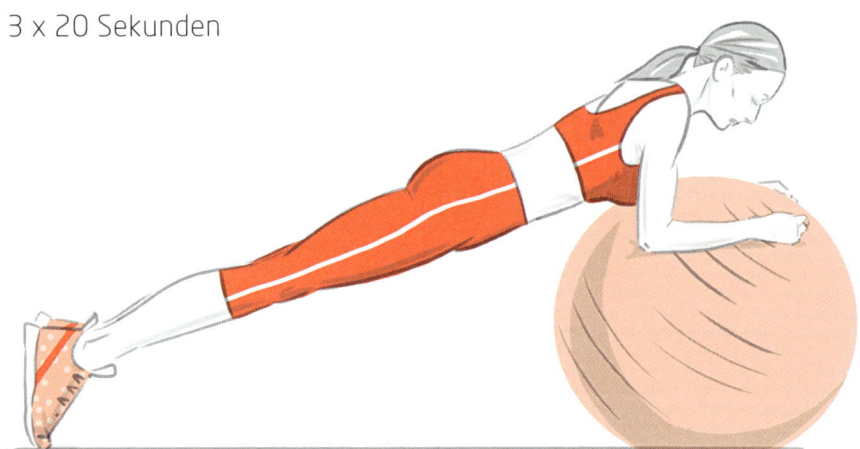

11 Stretchen

Im Stehen vorbeugen, die Füße
stehen etwas auseinander und die
Knie sind gebeugt, mit den Händen
den Boden berühren und dann die
Beine vollständig strecken

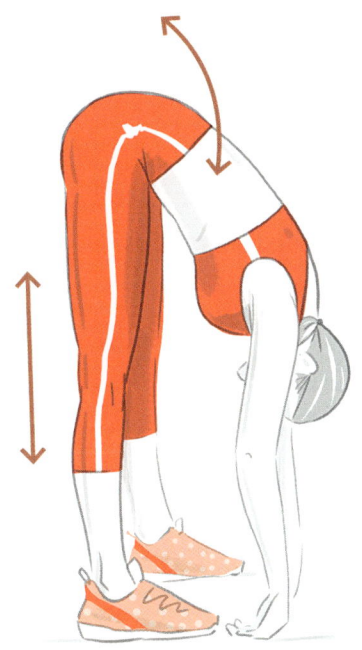

12 Stretching für die Pomuskeln

Auf einem Stuhl oder einer
Couch sitzen, die Beine sind
etwas auseinander. Den rechten
Knöchel aufs linke Knie legen,
dann leicht vorbeugen und mit
der rechten Hand Druck auf das
rechte Knie ausüben, damit es
nicht hochkommt. Dann die Seite
wechseln.

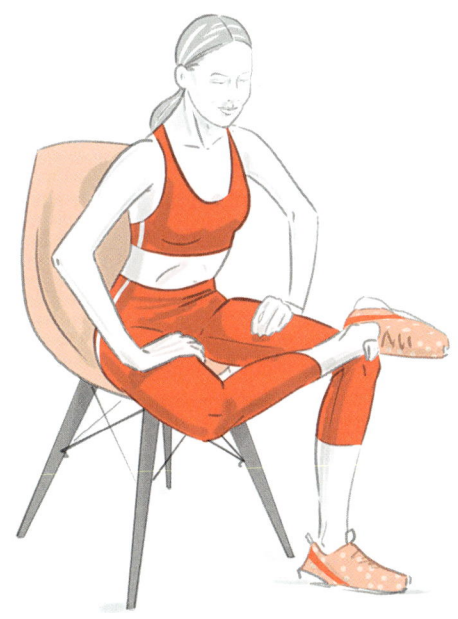

13 Flexistab

Auf einem Bein stehen, mit oder ohne Kissen als Unterlage (mit ist schwerer, weil man dann zusätzlich das Gleichgewicht halten muss), den Flexistab bewegen. Diese Übung ist gut für die kleinen Rückenmuskeln.

3 x wiederholen pro Bein

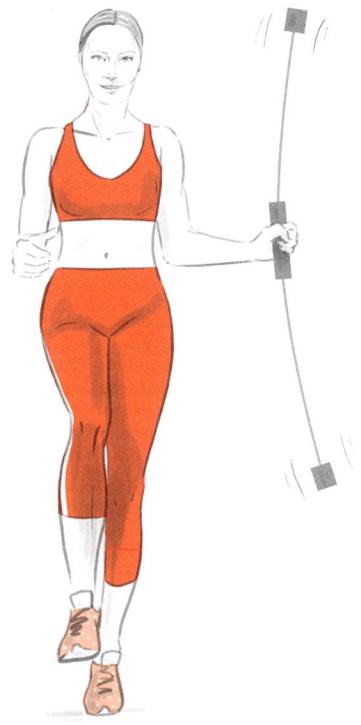

14 Faszienrolle für Rücken und Beine (Vorder- & Rückseite, Seiten)

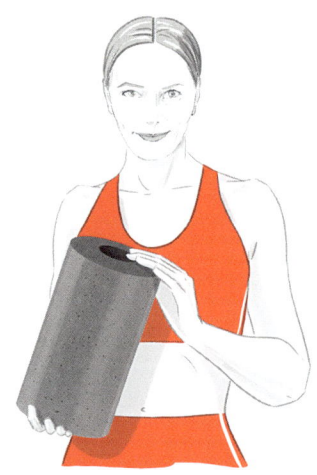

WOCHENPLAN

Montag	Crosstrainer – Arme – Schultern – Taille – Stretchen
Dienstag	Laufband – Bauch – Rücken – Plank – Taille – Stretchen – Bindegewebe
Mittwoch	Pause
Donnerstag	Crosstrainer – Beine komplett – Stretchen – Bindegewebe
Freitag	Laufband – Arme – Schultern – Taille – Stretchen
Samstag	Pause
Sonntag	Crosstrainer – Dehnen – Rücken – Po – Beine – Plank – Beine – Plank – Stretchen – Bindegewebe

Schon nach
   sechs Wochen
wirst du erste
Ergebnisse sehen.

Helene spricht mit ...

Petras Personal Trainerin und Physiotherapeutin
Sonja Vetter, Inhaberin von *Campus der Gesundheit*

» Viel Bewegung und Sport sind enorm wichtig. Wer mit Sport beginnt, sollte seine Kondition langsam aufbauen. Nicht sofort Vollgas geben, sonst riskiert man Verletzungen. Am besten trainiert man anfangs dreimal die Woche, um so eine Basis aufzubauen. Die erreicht man nach ungefähr sechs Wochen.

Nicht sofort Vollgas geben, sonst riskiert man Verletzungen.

Im Prinzip kann man diese Grundfitness halten, indem man zweimal pro Woche Sport treibt. Das gilt sowohl für den Muskelaufbau als auch für das Ausdauertraining.

Als 50+-Frau leidet man zunehmend unter porösen Knochen und schlaffen Muskeln. Krafttraining ist daher unverzichtbar. Krafttraining sorgt nämlich für den Muskelaufbau und ein guter Muskelaufbau für die Stabilisierung unserer Knochen. Zudem halten uns die Muskeln beweglich und gewährleisten eine gute Haltung, sodass wir weiterhin aufrecht gehen und nicht steif werden. Krafttraining ist deshalb die wichtigste sportliche Investition für Frauen über fünfzig. Du hast noch nie oder schon lange keinen Sport mehr getrieben und möchtest Muskeln aufbauen? Dann solltest du am besten mit stärkenden Core- und Bauchübungen beginnen. Trainiere mit einem Theraband Rücken, Schultern, Nacken und Arme. Was auch sehr wichtig ist und was viele Leute vergessen: Dehn dich nach deinem Workout! So beugst du Steifheit vor. Das Beste ist, sowohl vor als auch nach deinem Krafttraining (leichte) Dehnübungen zu machen, um dich auf- und später abzuwärmen. Man sollte immer auf seinen Körper hören.

Man sollte immer auf seinen Körper hören.

Es ist gut, seinen Körper auch mal herauszufordern, ihn aus der Komfortzone zu locken und zu stärken, aber pass auf, dass du deine Grenzen nicht überschreitest. Willst du Sport treiben, um deine Kondition und deine Ausdauer zu verbessern? Dann solltest du anfangen, spazieren zu gehen. So kannst du herausfinden, wie lang du gehen kannst und willst und in welchem Tempo. Je nachdem, kannst du deine Fitness mit Cardio-Übungen oder anderen Trainingsformen wie Fahrradfahren ausbauen.

Die beste Zeit, Sport zu treiben, ist morgens. Direkt nach dem Aufstehen, noch vor dem Frühstück. Beim Sport verbrauchst du nämlich viel Energie. Wenn du noch nichts gegessen hast, holt dein Körper diese Energie direkt aus den Fettreserven.

Willst du Sport treiben, um abzunehmen? Für die Problemzonen sind Übungen zum Muskelaufbau am besten geeignet. Die Leute denken oft, dass man abnimmt,

Die beste Zeit, um Sport zu treiben, ist morgens.

indem man viel Cardio-Training macht, aber das stimmt nur bedingt. Krafttraining kann viel effektiver sein, vorausgesetzt, es wird richtig ausgeführt und an den richtigen Zonen eingesetzt. Viele Frauen über fünfzig haben überschüssiges Fett an Hüften, Bauch und Po. Das hat mit unserem Bindegewebe zu tun. Das ist an diesen Stellen nämlich schwächer, sodass es sich dort leichter ansammelt. Aber zum Glück lassen sich diese speziellen Zonen sehr gut trainieren. Und zudem ist es nie zu spät, um mit Sport und Fitness anzufangen.«

»Es ist nie zu spät, um mit Sport und Fitness anzufangen.«

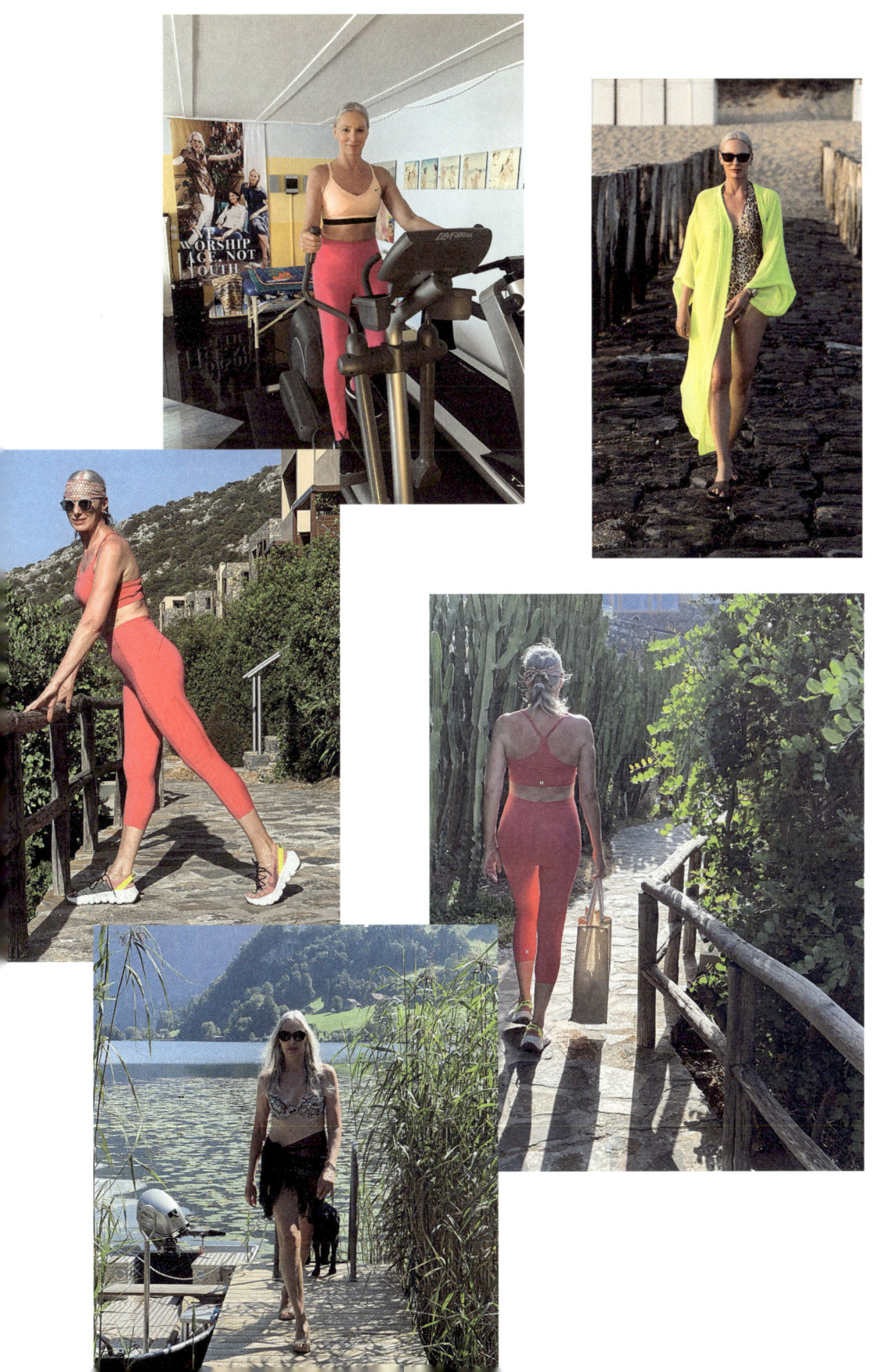

KAPITEL 6

Ernährung

PETRA

Neben Sport hat natürlich auch die Ernährung großen Einfluss auf die Gesundheit und das Aussehen. In den letzten Jahren habe ich angefangen, bewusster auf meine Ernährung zu achten. Mehr Eiweiß, weniger Zucker. Proteine sind gut für mich und helfen bei Muskelaufbau und -regeneration vor und nach dem Training, sie sind u. a. in Eiern, Nüssen und Fisch enthalten. Da ich nicht gerne Eier esse, versuche ich, mein Eiweiß aus anderen Nahrungsquellen zu beziehen; Nüsse mag ich am liebsten. Zucker hingegen ist ein echter Übeltäter und sorgt für eine Gewichtszunahme, insofern passe ich gut auf, nicht zu viel davon zu essen. Ein Zuviel an Kohlenhydraten ist ebenfalls nicht gut, denn die werden wiederum in Zucker umgewandelt. Das wissen viele Menschen nicht. Seit ich insbesondere raffinierten Zucker wie Haushalts- und Rohrzucker vermeide, bin ich viel fitter.

> Auf Zucker zu verzichten, ist eine echte Herausforderung für mich.

Auf Zucker zu verzichten, ist eine echte Herausforderung für mich, denn ich bin von Natur aus eine Naschkatze und liebe Milchschokolade. Mit einem Snickers-Eis kann man mich nachts aus dem Bett locken. Als ich anfing, Zucker bewusst von meinem Speiseplan zu streichen, kostete mich das die ersten drei Tage ziemliche Mühe. Ich hatte Kopfschmerzen, aber das ging vorbei. Dafür zeigte sich schon bald die erste Wirkung. Ich hatte mehr Energie und spürte, dass ich buchstäblich besser in Form war. Es ist nicht meine Absicht, ein völlig zuckerfreies Leben zu führen, denn das ist fast unmöglich. Wenn ich wirklich Lust auf etwas habe, versage ich es mir nicht, weil ich sonst schlecht gelaunt werde. Ich bin zwar diszipliniert, aber es soll nicht freudlos werden. Meine Strategie – eine Kombination aus bewusster, gesunder Ernährung und regelmäßigem Sport – funktioniert in dieser Hinsicht wunderbar.

Ein gutes Frühstück finde ich enorm wichtig. Michael und ich versuchen immer, gemeinsam zu frühstücken. Ich trinke gern eine Tasse Oolong-Tee und esse dazu Cracker oder eine Schüssel laktosefreien Joghurt mit ein wenig Haferflocken, Chiasamen und Sesam. Zum Mittagessen nehme ich oft eine leichte Mahlzeit ein, etwa einen Salat mit Thunfisch oder einen Smoothie mit Sojamilch. Und abends

Ein gutes Frühstück finde ich enorm wichtig.

esse ich meist viel Gemüse, Süßkartoffeln, wenig rotes Fleisch, stattdessen gern Fisch oder Geflügel. Je älter ich werde, desto kleiner werden meine Portionen. Der Stoffwechsel wird nämlich immer träger. Bei mir hat auch der Appetit nachgelassen, was nur logisch ist, da mein Körper weniger braucht als früher. Wenn ich heute einmal zu viel esse, einfach weil es so gut schmeckt, bereue ich das meist hinterher. Das Essen liegt mir dann schwer im Magen, sodass ich Einschlafprobleme habe. Deshalb weiß ich, dass es klüger ist, aufzuhören zu essen, sobald ich satt bin. Dafür habe ich inzwischen ein gutes Gespür.

Ebenso wichtig ist es, ausreichend Wasser zu trinken. Ich trinke täglich mindestens 1,5 Liter Wasser oder Tee. Wenn es dir schwerfällt, genug zu trinken, habe ich einen Tipp für dich: Stell eine Wasserkaraffe auf deinen Schreibtisch, in die Küche oder ins Wohnzimmer. So siehst du, wie viel du an diesem Tag bereits getrunken hast, und wirst regelmäßig daran erinnert. Ich erkenne auch an meinen Augenringen, wenn ich zu wenig getrunken habe, die sind dann beim Aufstehen dunkler. Neben Tee trinke ich ab und an eine Tasse Kaffee. Früher habe ich Zucker in meinen Tee und Kaffee getan, aber inzwischen verzichte ich darauf. Das ist anfangs gewöhnungsbedürftig, aber gesünder. Zum Abendessen trinke ich meist nur Wasser. Wenn wir ausgehen, bestelle ich gern mal ein Gläschen Rotwein oder Champagner, aber das war's. Alkohol enthält nämlich auch Zucker. Schon ein Liter Rotwein enthält um die fünf Gramm. Zum Glück bin ich noch nie eine große Trinkerin gewesen, insofern kostet es mich keine Überwindung, mich auf ein, zwei Gläser zu beschränken.

Manchmal gibt es Phasen, in denen ich besonders in Form sein möchte, z. B. privat, zu einem speziellen Anlass, oder beruflich, wenn ich für eine Modenschau oder ein Fotoshooting gebucht bin. Eine Woche davor versuche ich, so wenig Zucker wie möglich zu mir zu nehmen und vor allem keine schnellen kohlenhydratreichen Energiequellen wie Süßigkeiten. Das heißt nicht, dass ich gar keine Kohlenhydrate esse, denn in Maßen und in gesunder Form sind die durchaus erlaubt. Man denke nur an Vollkornbrot, -pasta oder -reis. Komplett zuckerfrei zu essen, ist nahezu unmöglich, da Zucker auch in Getreide, Milchprodukten, Obst und in einigen Gemüsesorten enthalten ist. Aber ich versuche, so wenig Zucker wie möglich zu mir zu nehmen. Anfangs ist das gar nicht so leicht, denn der Körper verlangt nach Süßem. Ich bekomme dann einen unbändigen Heißhunger, ein *Craving*. Es kostet mich viel Beherrschung, dem nicht nachzugeben und sofort zu unserer Süßigkeitenschublade in der Küche zu rennen. Um zu verhindern, dass ich doch

> **Komplett zuckerfrei zu essen, ist nahezu unmöglich.**

nasche, esse ich eine Handvoll Nüsse – bei uns stehen überall im Haus kleine Schälchen mit Nüssen herum – oder ein Stück Obst. Ansonsten esse ich gerne getrocknete Maulbeeren, eine relativ unbekannte Beerenart. Die sind schön süß, sodass man sofort einen Zuckerkick bekommt und der Heißhunger durch wenige Beeren gestillt ist. Maulbeeren enthalten viele Antioxidantien, Vitamine und Ballaststoffe und sind in getrockneter Form im Reformhaus und im Bioladen erhältlich.

Zusätzlich zu meiner täglichen Ernährung setze ich auf Nahrungsergänzungsmittel. Jeden Abend nehme ich Tabletten, deren Hauptbestandteil Safran ist. Dadurch schlafe ich besser und ruhiger. Zudem trinke ich morgens nach dem Aufstehen auf nüchternen Magen und abends, bevor ich zu Bett gehe, ein Glas lauwarmes Wasser, in das ich einen Löffel Pulver mit mikrobiotischen Inhaltsstoffen rühre, die gut für meine Darmflora sind. Auf Anraten meiner Ärztin nehme ich einmal pro Woche Vitamin D und jeden Tag ein Tütchen Magnesium. Morgens bringt das meinen Stoffwechsel in Gang. Außerdem nehme ich jeden Morgen einen Teelöffel Fischöl. Hin und wieder ergänze ich das durch eine Biotin-Kur für meine Haare und

> **Eine wichtige Voraussetzung dafür, gesund und fit älter zu werden, ist, dass man gut für sich sorgt.**

Nägel. Einmal im Jahr lasse ich mich bei meiner Hausärztin durchchecken. Eine wichtige Voraussetzung dafür, gesund und fit älter zu werden, ist nämlich, dass man gut für sich sorgt: mit einer Art Do-it-yourself-Programm, bestehend aus dem richtigen Mindset, einem aktiven Lebensstil, ausreichend Bewegung und einer ausgewogenen Ernährung.

Helene spricht mit ...

Laura van Hoogstraten,
Diätberaterin und Autorin eines Ratgebers für 50+-Frauen

» **W**enn man älter wird, verändert sich der Körper. Nährstoffe werden weniger gut aufgenommen, Knochen werden brüchiger, die Haut dünner, man merkt vielleicht, dass die Taille verschwindet oder dass die Oberarme plötzlich begeistert mitmachen, wenn man winkt. Zum Glück kann man das mit dem richtigen Essen und Trinken positiv beeinflussen, ohne komplizierte Diäten befolgen zu müssen.

> Je älter man wird, desto mehr Muskelmasse verliert man.

Je älter man wird, desto mehr Muskelmasse verliert man. Im Gegenzug bekommt man jede Menge Körperfett. Das erkennt man an den schlaffer werdenden Oberarmen oder an einer Zunahme in der Bauchregion. Abgesehen davon, dass du das vielleicht nicht so schön findest, ist der Verlust von Muskelmasse auch nicht gut für deine Gesundheit. Du büßt an Kondition ein und besitzt weniger Widerstandskraft. Darum ist es ratsam, ausreichend Proteine über das Essen und Trinken aufzunehmen. Eiweiß ist der Baustoff der Muskeln. Je älter wir werden, desto mehr Eiweiß benötigt der Körper, damit die Muskeln stark bleiben. Proteinquellen sind beispielsweise Milcherzeugnisse, Sojaprodukte, Brot, Fleisch, Fisch, Eier, Nüsse und Hülsenfrüchte.

Außerdem wird die Haut dünner, wodurch Vitamin D weniger gut aufgenommen wird. Vitamin D ist wichtig für die Abwehrkräfte und die Knochen. Es sorgt nämlich dafür, dass das Kalzium, das man über die Nahrung zuführt, im Knochen gespeichert wird. Ältere Frauen benötigen daher zusätzliches Vitamin D: ab fünfzig Jahren zehn Mikrogramm pro Tag, ab siebzig Jahren zwanzig Mikrogramm pro Tag. Dabei macht es keinen Unterschied, ob man ein teures Nahrungsergänzungsmittel kauft oder das von der Drogerie-Hausmarke. Gleichzeitig ist es wichtig, genügend Kalzium aufzunehmen: Empfehlenswert sind ca. 1000 mg pro Tag für Erwachsene. Viel Kalzium steckt in Milchprodukten, aber auch in Mohn, Sesam- und Chiasamen, Nüssen, Brokkoli, Grünkohl und Rucola, mit Kalzium angereicherten Pflanzendrinks und sogar in Mineralwasser.

Außerdem benötigt man weniger Energie (Kalorien), je älter man ist, weil man mehr Fettmasse besitzt. Fett ›verbraucht‹ weniger Energie als Muskeln. Passt man seine Ess- und Trinkgewohnheiten nicht entsprechend an, wird man dicker. Dadurch riskiert man Er-

Hat man erst einmal zu viele Kilos auf den Rippen, ist es schwer, sie wieder loszuwerden.

krankungen wie Adipositas, Diabetes, einen zu hohen Cholesterinspiegel – das alles kann auch durch Rauchen oder Stress verursacht werden –, Ablagerungen in den Schlagadern und unterschiedliche Krebsarten.

»Der Genuss gehört zu einem gesunden Leben dazu.«

Hat man erst einmal zu viele Kilos auf den Rippen, ist es schwer, sie wieder loszuwerden. Im Alter muss man sich dafür sehr viel mehr anstrengen als mit dreißig. Eine Runde extra um den Block zu drehen oder eine kleine Tour auf dem E-Bike reicht da nicht. Vor allem Erfrischungsgetränke, Fruchtsäfte (auch frische) und übermäßiger Verzehr von Obst (mehr als zwei Stück pro Tag) sorgen dafür, dass man schnell zunimmt. Auch süße Snacks, Fastfood und Alkohol tragen dazu bei. Aber eine der größten Fallen beim Älterwerden ist das Befolgen einer strengen Diät. Oft sehe ich Menschen, die viel zu wenig essen oder trinken. Dadurch bringt man den Stoffwechsel durcheinander, wodurch man erst recht zunimmt, anstatt abzunehmen. Daneben entsteht ein Nährstoffmangel mit allen Konsequenzen. Wenn du auf dein Gewicht achten willst, lautet daher mein Rat: Iss und trink genug, meide Produkte mit Zuckerzusatz und vor allem: Beweg dich viel!

Übrigens ist auch das Überdosieren von Vitaminen nicht ungefährlich. Einen Überschuss an Vitamin C kann man einfach mit dem Urin ausscheiden, aber eine dauerhafte Überdosierung von Vitamin B6 ist gefährlich. Wenn du Extra-Vitamine zuführst, solltest du wissen, was du da nimmst und wie viel du brauchst. Das Prinzip ›Viel hilft viel‹ geht leider nicht immer auf.

Aufgepasst: Letztlich bringt es mehr, jeden Tag gesund zu leben anstatt phasenweise komplizierte Diäten zu befolgen, die schwierig durchzuhalten sind und schlussendlich nur Frust erzeugen. Iss

Trinke ausreichend.

viel Obst und Gemüse, Vollkornprodukte, weniger Fleisch und mehr pflanzliche Nahrung, genug Milchprodukte oder pflanzliche Alternativen, eine Handvoll ungesalzene Nüsse oder Samen pro Tag und trinke ausreichend. Du musst dir nicht alles verbieten, denn der Genuss gehört zu einem gesunden Leben dazu.

KAPITEL 7

Die Wechsel-jahre

PETRA

Um meinen fünfundvierzigsten Geburtstag bekam ich die ersten Beschwerden. Ich hatte Konzentrationsschwierigkeiten, war niedergeschlagen, gereizt und völlig antriebslos. Ich hatte zu nichts Lust. Das passte so gar nicht zu mir: Normalerweise strotze ich nur so vor Energie und bin sehr unternehmungslustig. Außerdem musste ich plötzlich wegen jeder Kleinigkeit weinen: Ich konnte mir keinen Film anschauen, ohne dass mir die Tränen über die Wangen liefen. Ich erkannte mich selbst nicht wieder und dachte: Um Gottes willen, was ist bloß mit dir los?

Bei der Frauenärztin ergab eine Blutuntersuchung, dass mein Hormonhaushalt völlig durcheinander war. Als sie mir sagte, ich sei in den Wechseljahren, staunte ich sehr. Ich war stets davon ausgegangen, dass die erst um die sechzig eintreten, aber wie sich herausstellte, beginnen sie schon viel früher: Die meisten Frauen bemerken die ersten Anzeichen zwischen 45 und 55. Es tat gut, eine Diagnose zu haben, und im Grunde war ich schon dadurch beruhigt. Jetzt wusste ich, woher meine

> Die meisten Frauen bemerken die ersten Anzeichen zwischen 45 und 55.

111

Niedergeschlagenheit und meine Antriebslosigkeit kamen. Es lag nicht nur am Stress und meinen vielen Reisen, es war eine viel grundlegendere Sache: Mein Körper veränderte sich. Bis auf Michael hatte ich bis dahin noch mit niemandem über meine Beschwerden gesprochen, so gesehen war ich froh, als meine Ärztin mir erklärte, was gerade genau passierte, und ergänzend sagte: »Aber alles wird gut.« Es war eine Riesenerleichterung, dass sie mich nicht nur verstand, sondern auch beruhigen konnte: Gegen die meisten unangenehmen Begleiterscheinungen lasse sich durchaus etwas tun.

Häufige Wechseljahrsbeschwerden

Das sind die häufigsten Beschwerden in den Wechseljahren und so bin ich damit umgegangen:

Antriebslosigkeit

Sie machte mir mit am meisten zu schaffen. An manchen Tagen fühlte ich mich dermaßen antriebslos, dass ich schon morgens wie gelähmt war. Das ist sehr befremdlich, wenn man ein aktives Leben gewohnt ist. Um etwas gegen meine Energielosigkeit zu unternehmen, habe ich auf Anraten meiner Ärztin mit wöchentlichen Vitamin-, Mineralstoff- und Aminosäure-Infusionen begonnen. Der große Vorteil einer Infusion ist, dass sie rasch wirkt, da die Nährstoffe hochkonzentriert zugeführt werden. Schon nach kurzer Zeit stellte ich eine deutliche Verbesserung fest. Ich hatte wieder mehr Energie und bekam wieder Lust, etwas zu unternehmen. Zusammensetzung und Wirkung solcher Infusionen sind bei jedem Menschen anders. Deshalb ist es wichtig, dafür ärztlichen Rat einzuholen.

Hitzewallungen

Wogegen man im Grunde wenig machen kann, was mich aber extrem belastet hat, sind Hitzewallungen. Dabei wird einem plötzlich vorübergehend extrem heiß – eine Erfahrung, die sich in drei Worten zusammenfassen lässt: furchtbar, furchtbar, furchtbar. Sie kamen immer im unpassendsten Moment, zum Beispiel im Restaurant oder wenn ich irgendwo an der Kasse anstand. Oft zog ich meine Jacke schon aus, sobald ich einen Innenraum betrat, oder stand mit halb ausgezogener Jacke im Laden. Tipp: Kleide dich im Zwiebellook, dann kannst du problemlos etwas ausziehen. Meine Hitzewallungen waren nie von langer Dauer, aber dafür umso heftiger: so als stünde ich in Flammen und mir würde der Kopf explodieren. Gefühlt wurde mein Kopf knallrot und alle konnten es sehen. Dabei war das in Wahrheit gar nicht mal so. Auch nachts schwitzte ich oft stark. Dann wachte ich auf, weil mir so heiß war. Es half mir, die Decke umzudrehen, damit ich mit der anderen, kühlen Seite in Berührung kam. Es ist auch sehr hilfreich, in Baumwollbettwäsche zu schlafen und unter Woll- statt Synthetikdecken. Auch bei meiner Kleidung achte ich darauf: Seit den Wechseljahren trage ich überhaupt keine Kunstfasern mehr, weil sie die Feuchtigkeit weder aufsaugen noch durchlassen. Empfehlenswert sind Baumwolle, Seide oder Wolle. Ich habe mal gehört, dass Alkohol und Heißgetränke wie Kaffee und Tee Hitzewallungen auslösen können. Bei mir habe ich das nicht feststellen können. Sollte das bei dir der Fall sein, vermeide diese Getränke in den Wechseljahren lieber.

Schlaflosigkeit

Sie gehört zu den häufigsten Beschwerden und bei mir war und ist sie nach wie vor das größte Problem. Ich hatte Einschlafschwierigkeiten und auch durchschlafen konnte ich kaum. Oft lag ich ab vier Uhr früh wach und konnte kein Auge mehr zutun. Wenn es wirklich gar nicht mehr ging, stand ich auf, sonst hätte ich nur gegrübelt. Ich habe viele Stunden in meinem Wohnzimmersessel am Fenster verbracht und den Joggenden nachgeschaut, die schon um diese Uhrzeit vorbeirannten. Erst am Morgen wurde ich wieder müde und kehrte ins Bett zurück.

113

Wenn ich dann endlich einschlief, klingelte gleich darauf der Wecker – so fühlte es sich zumindest an. An solchen Tagen stand ich völlig erschlagen auf. Ich brauche viel Schlaf, mindestens die häufig beschworenen acht Stunden pro Nacht, die Expert:innen immer empfehlen. Schlaflosigkeit wirkt sich ganz erheblich auf mein Wohlbefinden aus. Hatte ich mehrere Nächte hintereinander schlecht geschlafen, funktionierte ich tagsüber zwar noch, weil ich mich dazu zwang, aber mit meiner Konzentrationsfähigkeit war es nicht mehr weit her. An schlechten Tagen kam ich mir vor wie ein Zombie. Nach zwei schlaflosen Nächten war ich am dritten Tag oft so müde, dass ich abends buchstäblich umkippte. Dann schaffte ich es in der dritten Nacht zum Glück wieder, durchzuschlafen und am nächsten Tag erneut zu funktionieren. Doch oft begann das Problem in der Nacht darauf wieder von vorn. Den Schlaf tagsüber durch ein Nickerchen nachzuholen, kam nicht infrage, weil ich Angst hatte, das wäre kontraproduktiv und ich könnte abends umso schlechter schlafen. Nur manchmal am Wochenende, wenn ich ganz besonders müde war, legte ich mich mittags mal kurz hin, aber höchstens zwanzig Minuten. Ich stellte dann den Wecker, damit es wirklich nur ein kurzer Powernap wurde.

Abends vermeide ich emotionale Themen bei Gesprächen, Telefonaten oder Whats-App-Nachrichten.

Um etwas gegen meine Schlafprobleme zu unternehmen, habe ich mir ein Zubettgehritual ausgedacht. Ich versuche, vor dem Schlafengehen zu meditieren und an etwas Schönes wie unsere tollen Urlaube auf Capri (mein Lebenselixier!) zu denken. Oder ich visualisiere etwas, von dem ich im Moment träume, stelle mir vor, dass dieser Traum wahr wird. Das kann ein toller Model-Auftrag sein, der schon lange auf meiner Wunschliste steht und für den ich gerade »eine Option« bin (in diesem Fall sprechen Marken verschiedene Models an und entscheiden später). Auf diese Weise versuche ich für eine optimale Nachtruhe zu sorgen. Abends vermeide ich emotionale Themen bei Gesprächen, Telefonaten oder Whats-App-Nachrichten, denn die halten mich garantiert wach. Gut eine bis eineinhalb Stunden vor dem Schlafengehen schaue ich nicht mehr fern und lege mein Handy weg. Bildschirme sind nämlich wirklich Gift, durch ihr blaues Licht produziert der Körper kein Melatonin (ein natürlicher Stoff, der den Schlaf-Wach-Rhythmus regelt), und das stört den Schlafrhythmus. Stattdessen sorge ich für Entspannung: Ich lese gern ein Buch oder genieße eine herrlich nährende Gesichtsmaske. Vor dem Zubettgehen verteile ich ein wenig Lavendelöl auf den Handgelenkinnenseiten. Dieser Duft lässt mich zur Ruhe kommen. Anschließend trage ich Lippenpflege und Handcreme auf und lege mich hin. Ich schnuppere an meinen Handgelenken, atme den Lavendelduft tief ein und denke an etwas Schönes. Dadurch entspanne ich mich vollkommen und schlafe leichter ein. Ein Wundermittel ist das nicht, aber dieses Ritual bereitet mich seelisch wie körperlich darauf vor, dass jetzt Zeit zum Schlafengehen ist.

Hier noch ein paar Tipps gegen Schlaflosigkeit, die ich von Freundinnen bekommen habe: tagsüber einen Spaziergang an der frischen Luft machen, immer zur selben Zeit ins Bett gehen und aufstehen (auch am Wochenende!), das Schlafzimmer so gut wie möglich abdunkeln, abends nicht zu viel und zu spät essen und nicht zu viel Alkohol trinken.

Stress

Mein schlechter Schlaf stresste mich. Ich war in einem Teufelskreis gefangen: Je schlechter ich schlief, desto mehr Sorgen machte ich mir, und je gestresster ich dadurch war, desto schlechter schlief ich … Außerdem hinterlässt schlechter Schlaf Spuren im Gesicht. Morgens hatte ich oft dunkle Ringe unter den Augen und einen blassen, fahlen Teint. An so

115

einem Morgen in den Spiegel zu schauen, war nicht gerade aufbauend. Dann stieg mein Stresslevel gleich wieder oder ich wurde erneut antriebslos. Das war mit viel Frust verbunden. Ich musste mich echt zusammenreißen. Ich trug immer einen guten Concealer auf, der meine Blässe und die dunklen Augenringe kaschierte. Was auch gegen dunkle Schatten und morgendliche Tränensäcke hilft: ein großes Glas Wasser trinken, und zwar gleich nach dem Aufstehen. Das füllt den Feuchtigkeitsspeicher der Haut wieder auf.

Ein unregelmäßiger Zyklus

Mit das bekannteste Anzeichen für die Wechseljahre ist ein veränderter Zyklus. Die Menstruation kommt unregelmäßig, in meinem Fall waren längere Pausen dazwischen, die Abstände können aber auch kürzer werden. Bei manchen Frauen dauert die Regel auf einmal weniger lang oder umgekehrt länger, die Blutung ist stärker oder deutlich reduziert. Diesbezüglich konnte ich keine großen Unterschiede feststellen. Ich hatte jedoch weniger Bauchkrämpfe während der Periode als vorher. Die Wechseljahre können also auch durchaus etwas Gutes haben! Irgendwann bekam ich meine Tage gar nicht mehr, im Schnitt dauert es vier Jahre, bis sie völlig ausbleiben. Dann bist du in der Menopause.

Stimmungsschwankungen und Niedergeschlagenheit

Nicht nur körperlich, sondern auch seelisch fand ich die Wechseljahre hart. Nicht weil es mir schwergefallen wäre, zu akzeptieren, dass es so weit war, denn diese Phase gehört nun mal mit zum Älterwerden, aber ich litt psychisch darunter. Ich war niedergeschlagen und depressiv. Das fand ich erschreckend, weil ich normalerweise so ein positiver, fröhlicher Mensch bin, der das Leben genießt. Außerdem konnte ich mich auf einmal nicht mehr richtig entscheiden: Ich kann das gar nicht anders beschreiben als mit *Chaos im Kopf*. Ich litt enorm unter Stimmungsschwankungen.

Sonstige Beschwerden

Es gibt noch viel mehr Beschwerden, die zu den Wechseljahren gehören (ja, es ist leider eine lange Liste …), zum Glück musste ich nicht alle am eigenen Leib erfahren. Aber der Vollständigkeit halber: Worüber viele Frauen in den Wechseljahren noch klagen, sind Scheidentrockenheit und eine nachlassende Libido, Bluthochdruck und Osteoporose (eine verminderte Knochendichte).

Auswirkungen auf die Beziehung

Letztlich habe ich diese Phase verarbeitet, indem ich mich ausgiebig mit den Wechseljahren beschäftigt, viel dazu gelesen, mit meiner Ärztin, meinen Freundinnen und Michael darüber gesprochen habe. Diesen Rat möchte ich gern allen Frauen mit auf den Weg geben: Wenn ihr unter den Wechseljahren leidet, dann behaltet das bloß nicht für euch! Redet darüber. Ihr seid nicht die Einzigen, die das durchmachen. Ihr braucht euch nicht dafür zu schämen. Alle Frauen werden früher oder später damit konfrontiert. Besprecht das Thema mit eurer Frauenärztin oder eurem Frauenarzt, man kann nämlich durchaus etwas gegen die Beschwerden unternehmen. Und redet mit eurem Partner, schließlich haben die Wechseljahre großen Einfluss auf eure Beziehung. Männern, die das nicht selbst durchmachen, fällt es schwer zu verstehen, was da gerade mit euch passiert, warum ihr beispielsweise plötzlich unter Stimmungsschwankun-

> Männer fühlen sich häufig hilflos.

gen leidet. Männer fühlen sich häufig hilflos, weil sie euch nicht aus eurem Gefühlschaos herausholen können. Darüber zu reden und zu erklären, wie ich mich fühle, hat Michael und mir geholfen. Dadurch konnte er mir Verständnis entgegenbringen und ich fühlte mich nicht so allein mit meinem Problem, wenn ich mal wieder eine meiner Launen hatte. So konnte er mich trösten, wenn ich weinend auf dem Sofa saß, weil ich wieder mal schlecht geschlafen hatte. Und wenn ich erneut eine

Hitzewallung bekam, fragte ich Michael: »Siehst du denn nicht, wie knallrot ich bin? Ich stehe in Flammen!« Oft war dann gar nichts zu erkennen. Deshalb ist es wichtig, dem Partner Bescheid zu geben: Er merkt es oft gar nicht. Ich saß des Öfteren mit Michael beim Frühstück oder Abendessen und zog meinen Pulli an und wieder aus, an und wieder aus. Wegen der Hitzewallungen. Das war zum Verrücktwerden! Aber indem ich es aussprach, wusste Michael, was los war. Meine schlaflosen Nächte sind auch für meinen Partner belastend: Michael wird oft wach, wenn ich mich nachts hin- und herwälze oder aufstehe. Deshalb ist es wichtig, im Gespräch zu bleiben. Wir Frauen können nun mal nichts dagegen tun, es überkommt uns einfach, das ist eine Lebensphase.

Medikamente

Dank der wöchentlichen Infusion mit Vitaminen und Mineralstoffen bekam ich wieder mehr Energie, blieb aber emotional unausgeglichen. Anfangs versuchte ich es mit Tabletten auf homöopathischer Basis. Die wirkten zunächst erstaunlich gut, aber nach einigen Monaten hatte sich mein Körper daran gewöhnt und die Beschwerden wurden wieder schlimmer. Deshalb begann ich in Rücksprache mit meiner Frauenärztin und nachdem ich mich ausführlich mit diesem Thema beschäftigt hatte mit einer Hormonbehandlung, offiziell Hormonersatztherapie genannt. Dabei führt man dem Körper über Tabletten, Pflaster, Cremes oder Sprays die Hormone zu, die er nicht mehr produziert. Welches Mittel sich genau eignet, ist von Fall zu Fall verschieden. Das musst du ärztlich abklären lassen, solche Medikamente sind auch nur auf Rezept erhältlich. Von meiner Ärztin bekam ich eine östrogenhaltige Creme und Tabletten mit Östradiol (ein weibliches Hormon, so wie Östrogen) verschrieben. Sowohl die Creme als auch die Tabletten führte ich vaginal ein. Sie halfen gegen Scheidentrockenheit, gleichzeitig wurde der Hormonmangel in den Schleimhäuten wieder einigermaßen ausgeglichen. Als meine

Beschwerden mit der Zeit weniger wurden, habe ich diese Medikamente auf die niedrigste Dosis reduziert, weil ich dadurch viel Flüssigkeit einlagerte und schwere, schmerzende Beine bekam. Ich musste ein wenig herumprobieren, aber irgendwann habe ich für mich den goldenen Mittelweg gefunden. Ich kenne meinen Körper inzwischen gut genug, um zu spüren, wann und wie oft ich Hormone nehmen kann. Zudem führt meine Frauenärztin regelmäßige Kontrolluntersuchungen durch, bei denen mir Blut abgenommen wird, um u. a. meinen Hormonstatus zu überprüfen. Leider gehöre ich zu den Frauen, die durch eine Hormongabe Flüssigkeit einlagern. Daran kann ich nichts ändern, deshalb ist für mich eine Minimaldosierung die beste Lösung.

Nach den Wechseljahren

Älter werden ist nicht immer leicht, schon gar nicht während der Wechseljahre. Die körperlichen Veränderungen und seelischen Herausforderungen zwingen uns zu Umstellungen. Manche Frauen haben kaum Beschwerden, andere haben Jahre mit diesem Thema zu tun. Insgesamt haben die Wechseljahre bei mir zehn Jahre gedauert. Die meisten Beschwerden sind bei mir abgeklungen. Ich habe nur noch ganz selten ein paar Hitzewallungen, doch das Thema Schlaf bleibt schwierig.

Gegen die meisten Beschwerden kann man jedoch durchaus etwas machen, also geh bitte zu einer Ärztin oder einem Arzt und sprich auch im Freundeskreis über das Thema. Man muss sich nicht allein damit herumschlagen. Und nein, sie bedeuten auch nicht, dass dein Verfallsdatum erreicht ist, denn so etwas gibt es gar nicht. Jede Frau erlebt das, und wenn ich damit umgehen kann, kannst du es auch!

> Wenn ich damit umgehen kann, kannst du es auch.

119

Helene spricht mit ...

Frauenärztin **Dorenda van Dijken**, Spezialistin für die Wechseljahre am Amsterdamer Krankenhaus *OLVG West*

» Die Wechseljahre sind bei jeder Frau anders. Obwohl der Prozess immer derselbe ist, leidet die eine mehr darunter als die andere.

> Die Wechseljahre fühlen sich für jede Frau anders an.

Natürlich spielen auch einige Lebensstilfaktoren eine Rolle, wie Rauchen oder deutliches Übergewicht. Auch familiäre Vorbelastungen sind entscheidend: Hatte deine Mutter starke Beschwerden? Dann ist das bei dir unter Umständen oft auch so. Frauen, die Fruchtbarkeitsbehandlungen wie eine IVF hinter sich haben, kommen häufig früher und stärker in die Wechseljahre.

Typische Beschwerden in den Wechseljahren sind Hitzewallungen und nächtliches Schwitzen.

Bestimmt 75–80 % der Frauen in den Wechseljahren leiden mehr oder weniger stark darunter. Außerdem kommt es oft zu einem unregelmäßigen Zyklus, starken Blutungen, einer trockeneren Scheide und Blasenproblemen. Hitzewallungen können wiederum weitere Beschwerden nach sich ziehen, etwa Schlaflosigkeit, die ihrerseits zu Erschöpfung, Reizbarkeit usw. führen – ein sogenannter Domino-Effekt.

> Schon ein Gläschen Wein kann eine schlaflose Nacht verursachen.

Deine Ernährung und dein Lebensstil haben großen Einfluss darauf.

Kaffee, Tee und Alkohol sind starke Auslöser. Schon ein Gläschen

Wein kann eine schlaflose Nacht verursachen. Außerdem ist es wichtig, nicht zu sehr zuzunehmen und sich ausreichend zu bewegen.

Hitzewallungen lassen sich auch mit einer Hormontherapie behandeln. Sie entstehen dadurch, dass die Eierstöcke weniger von dem Hormon Östrogen produzieren. Dieser Mangel wird durch eine Hormontherapie ausgeglichen. Sie beugt auch Osteoporose und bei jungen Frauen Demenz und Herz-Kreislauf-Erkrankungen vor. Die Hormone können als Pflaster, Spray oder Gel über die Haut oder aber in Tablettenform zugeführt werden. In den Niederlanden kommt diese Therapieform jedoch selten zur Anwendung: Nur 5 % der Frauen mit Beschwerden nehmen Hormone im Vergleich zu 15–30 % in den Nachbarländern. In Deutschland bekamen 2021 nur noch 6,2 % der Frauen in den Wechseljahren eine Hormontherapie verschrieben gegenüber 37 % zwanzig Jahre zuvor. Dies könnte auch an Studien aus

Die Wechseljahre sind nach wie vor tabu.

dem Jahr 2002 liegen, die auf ein erhöhtes Brustkrebsrisiko bei Einnahme von Hormonpräparaten verweisen – je länger die Einnahme, desto größer das Risiko. Heute werden jedoch sicherere Hormonpräparate verschrieben, bei einer kürzeren Einnahmezeit.

Doch anscheinend sind viele Frauen nicht wirklich über die Behandlungsmöglichkeiten informiert. Die Wechseljahre und die dazugehörigen Beschwerden sind nach wie vor tabu.

Sie sind schambehaftet. Erst vor Kurzem wurde in den Niederlanden in der Zweiten Kammer ein

Antrag gestellt, der das Tabu rund um die Menopause aufheben will. Ich bin gespannt, was dabei herauskommt: Eine gut gemachte Informationskampagne wäre erstrebenswert. Mein Rat lautet auf jeden Fall: Rede darüber, sorge dafür, dass es ein ganz normales Thema wird. Schluss mit der Scham: Diese Dinge gehören nun mal zum Älterwerden dazu. Wir wollen alle gerne alt werden, aber niemand will alt sein, wie ich immer so schön sage. Weil alt werden nicht ›sexy‹ ist, es für manche bedeutet, dass man seine beste Zeit bereits hinter sich hat. Mit so etwas möchte man nicht in Verbindung gebracht werden. Außerdem wollen wir stark sein und nicht jammern. Wir reden vielleicht mit unseren Freundinnen darüber, aber nicht am Arbeitsplatz. Oft melden sich Frauen ein paar Tage krank, um wieder zu Kräften zu kommen – allerdings ohne zu sagen, warum. Auch weil bei uns eine ziemlich maskuline Arbeitskultur herrscht. Frauen wollen nicht mit solchen Themen ankommen. Und das ist eine verpasste Chance. Dasselbe gilt für unsere Menstruation: Darüber reden wir auch nicht gern. Ich finde, das sollte sich ändern! Eine heutige Frau um die fünfzig ist nicht mehr wie eine Fünfzigjährige von früher. Wir sind inzwischen sogar richtig tolle Vorbilder für junge Frauen. Älter werden ist nichts Spießiges mehr. Frauen, die eine tolle Karriere machen, sind zwischen 40 und 50+. Es gibt nichts, wofür wir uns schämen müssten – im Gegenteil!«

»Es gibt nichts, wofür wir uns schämen müssten.«

Was sind sie Wechseljahre?

Die Wechseljahre sind eine Lebensphase, in der unser Zyklus unregelmäßiger wird und irgendwann ganz ausbleibt (was für viele eine positive Begleiterscheinung ist). Die Wechseljahre setzen meist zwischen deinem 45. und 55. Lebensjahr ein. Eine von hundert Frauen kommt schon vor ihrem vierzigsten Geburtstag in die Wechseljahre. Im Durchschnitt dauert es vier Jahre, bis die Regel ganz ausbleibt. Anschließend bist du in der Menopause. Die Hälfte aller Frauen erreicht mit fünfzig die Menopause.

Typische Anzeichen der Wechseljahre

- Antriebslosigkeit
- Hitzewallungen
- Schlaflosigkeit
- Stimmungsschwankungen oder Niedergeschlagenheit
- Stress
- ein unregelmäßiger Zyklus
- Osteoporose
- Scheidentrockenheit und nachlassende Libido
- Bluthochdruck

III

BEAUTY

Beauty

Beauty

Beauty

Beauty

Beauty

Beauty

Beauty

KAPITEL 8

Hautpflege

PETRA

Es ist nun mal eine unausweichliche Tatsache: Ab Ende zwanzig beginnt der Alterungsprozess der Haut. Dann ist man noch jung, ich weiß, aber von da an geht es mit unserer Haut wirklich bergab. Um die dreißig herum kann man sehen, dass die Haut älter wird. Es können Fältchen und Pigmentflecken auftreten. Das erlebt jede anders. Längst nicht alle Frauen haben Probleme damit, ich kenne auch welche über vierzig und fünfzig, die sich mit zunehmendem Alter immer schöner finden. Ich selbst störe mich kein bisschen an meinen Lachfalten und Pigmentflecken, sie sind ein Teil von mir. Wie wir aussehen, wenn wir älter werden, wird gleichermaßen von unseren Genen und von unserem Lebensstil bestimmt. Letzteren hat man selbst in der Hand. Zum Glück wissen wir heute jede Menge über die verschiedenen Faktoren, die den Alterungsprozess

Den Lebensstil hat man selbst in der Hand.

beschleunigen. Man denke nur an Stress, Übergewicht und Hormonmangel. Letzterer hängt mit den Wechseljahren zusammen, in denen sich der Hormonhaushalt des Körpers verändert. Der Körper produziert jetzt beispielsweise viel weniger Östrogen, wodurch die Haut trockener und faltiger wird. Aber auch Sonnenbaden, Alkohol und

Zigaretten sind schlecht für die Haut. Durch den Konsum von (zu) viel Alkohol erweitern sich die Blutgefäße, wodurch vor allem rund um die Nase und an den Wangen rote Äderchen entstehen können. Die Gefäße können im Lauf der Zeit dauerhaft Schaden nehmen. Eine schlechte Durchblutung ist die Folge. Dadurch bekommt die Haut weniger Nährstoffe und das beschleunigt den Alterungsprozess. Nikotin, ein Hauptbestandteil von Zigaretten und anderem Tabak, verengt die Blutgefäße: Auch das verschlechtert die Durchblutung. Ich trinke nicht viel und habe auch nie geraucht. Aber vor allem als junge Frau war ich viel zu oft und zu lang in der Sonne. Früher habe ich es auch mit Sonnenschutz nicht so genau genommen (was sehr, sehr dumm von mir war, aber damals wusste man noch nicht so gut, wie schädlich die Sonne wirklich für die Haut ist). Deshalb habe ich heute Pigmentflecken im Gesicht und am Hals. Letzteres auch, weil ich mich regelmäßig mit

Parfüm und Sonne sind keine gute Kombination.

Parfüm in die Sonne gelegt habe. Parfüm und Sonne sind keine gute Kombination. Aber mit meinen Pigmentflecken kann ich sehr gut leben. Ernster sind da die Hautschäden, durch die ich Hautkrebs bekam.

Das ist eine der häufigsten Krebsarten, vor allem bei über Sechzigjährigen. Dennoch hätte ich nie gedacht, dass ich ihn kriegen würde. Heute schütze ich meine Haut sorgfältig, aber der Krebs ist durch Sonnenschäden in meiner Jugend entstanden. Sind die erst mal angerichtet, lassen sie sich nicht wiedergutmachen. Ich hatte eine schuppige Stelle an der Stirn. Manchmal wurde sie knallrot, dann schuppig, um anschließend wieder zu verschwinden. Doch sie kehrte immer wieder zurück … Die Stelle war immer deutlicher zu sehen. Auch nach dem Duschen fiel mir auf, wie viele rote Flecken auf meiner Stirn auftauchten – die allerdings rasch wieder verschwanden. Meine Kosmetikerin riet mir, diese Stelle doch mal untersuchen zu lassen. Ich ging zu meinem

Hautarzt, der auch regelmäßig meine Muttermale kontrolliert. Nach der Untersuchung kam die Diagnose: weißer Hautkrebs. Der sieht oft aus wie eine Wunde, die einfach nicht heilen will. Schwarzer Hautkrebs hingegen ähnelt eher einem Muttermal. Bei mir waren mehrere Flecken zu sehen, aber zum Glück war der Krebs noch im Anfangsstadium. Der Arzt meinte, es werde alles gut, wir müssten allerdings schnell handeln. Ich bekam sofort Herzrasen. Obwohl es nur ein winziger Fleck war: Wenn das Wort »Krebs« fällt, ist das schon sehr beängstigend. Das lässt einen nicht unberührt. Ich bekam eine Zytostatika-Salbe verschrieben, die ich zwei Wochen lang auf die Stirn auftragen musste. Während der Behandlung zeigte sich, dass mehr als nur ein Fleck Krebszellen aufwies, meine gesamte Stirn war betroffen.

Man sah eine Art Netz auf meiner Stirn, Verbindungen von einem Fleck zum anderen. Da bin ich schon ganz schön erschrocken. Es war deutlich zu erkennen, dass die

> **Wenn das Wort »Krebs« fällt, ist das schon sehr beängstigend.**

Zytostatika-Salbe ihre Wirkung tat. Anschließend bekam ich eine Antibiotika-Salbe und die Genesung begann. Ich durfte keine anderen Produkte im Gesicht auftragen und nicht ohne eine tief in die Stirn gezogene Mütze, die meine Haut schützen sollte, nach draußen. Zum Glück war es mitten im Winter. Zum Schluss bekam ich eine Pflegecreme, die ich als Tages- und Nachtcreme benutzen sollte. Die gesamte Behandlung dauerte fünf Monate und meine Stirn ist zum Glück wieder vollkommen geheilt. Man sieht rein gar nichts mehr. Aber was noch viel wichtiger ist: Die Therapie hat funktioniert, der Krebs ist verschwunden. Aufgrund der Behandlung war ich gezwungen, meine Arbeit als Model und Influencerin vorübergehend einzustellen. Da musste ich schon ganz schön schlucken. Zum Glück konnte ich sie, nachdem sich meine Haut erholt hatte, rasch wieder aufnehmen.

Das Ganze ist jetzt über ein Jahr her und ich kann froh sein, dass es so glimpflich abgelaufen ist. Natürlich passe ich immer noch auf. Leider kehrt weißer Hautkrebs bei vielen Menschen zurück, vor allem an Stirn, Nase und Nasenflügeln. Regelmäßige Kontrolluntersuchungen bei einer Hautärztin sind deshalb unverzichtbar.

Oft reagieren die Leute relativ ungerührt auf diese Form von Hautkrebs. Sie glauben, er wäre nicht so gefährlich. Dadurch wurde mir klar, wie stark diese Art unterschätzt wird: Krebs ist Krebs, auch weißer Hautkrebs. Wird er nicht rechtzeitig behandelt, kann er tödlich sein. Um meine Haut zu schützen, benutze ich immer eine Tagescreme mit Lichtschutzfaktor.

> Regelmäßige Kontrolluntersuchungen bei einer Hautärztin sind unverzichtbar.

Ich kaufe nur Sonnencremes mit einem LSF (Lichtschutzfaktor), der vor UV-Strahlen schützt. Nicht nur an sonnigen, warmen Tagen, sondern auch im Winter verwende ich Pflegecremes mit LSF. Im Sommer verwende ich für die Stirn eine Creme mit LSF 100. Ich finde es nach wie vor herrlich, ein wenig Sonne zu tanken. Das hat auch Vorteile: Dadurch wird Vitamin D produziert und mit einem leicht gebräunten Teint nach einem kalten Winter sieht jedes Sommerkleid gut aus! Aber ich sorge dafür, dass ich mich stets gut mit Sonnenschutz eincreme, und meide die Sonne zwischen 12 und 15 Uhr, denn dann ist die Strahlung zu stark. Ich halte mein Gesicht nicht mehr direkt in die Sonne, denn durch die Zytostatika-Salbe hat meine Stirn eine Art chemisches Peeling bekommen. Seither trage ich im Sommer häufiger Hüte.

Am liebsten würde ich jedem sagen: Achte sorgfältig auf Hautveränderungen! Nicht nur auf Muttermale, sondern auch auf Flecken, die plötzlich auftauchen. Wenn du einen Hautfleck hast, der farblich auffällig und rau wird, musst du ihn dermatologisch anschauen lassen. Auch wenn du Zweifel hast. Eigentlich jeden Fleck, bei dem du denkst: »Oh, das sieht aber komisch aus.« Ich würde sagen: lieber kontrollieren lassen! Man sollte keine Form von Hautkrebs unterschätzen. Die Haut immer gut vor der Sonne schützen! Auch im Winter ist eine Tagescreme mit LSF wichtig, denn selbst dann scheint die Sonne, wenn auch nicht so stark. Aber der Schnee reflektiert sie und das verstärkt die Strahlung. Gut, wenn du immer eine kleine Tube Sonnencreme in der Handtasche griffbereit hast. Solltest du dich spontan ins Straßencafé setzen, kannst du dich schnell damit eincremen.

Neben Sonnencremes gibt es noch viel mehr Produkte auf dem Markt, die unsere Haut vor dem Alterungsprozess schützen. Wirkstoffe wie z. B. Retinol (eine Form von Vitamin A), Vitamin C und Vitamin E sollen die Merkmale der Hautalterung wie Falten lindern. Tipp: Lass doch mal eine Hautanalyse bei einem Dermatologen machen. Sie kann helfen bei der Frage, welche Pflegeprodukte deine Haut braucht. Ich selbst bin absolut von der positiven Wirkung von Vitamin C überzeugt. Seit ich Pflegecremes und Seren mit Vitamin C verwende, sind die Alters- und Pigmentflecken in meinem Gesicht deutlich weniger geworden. Außerdem bin ich ein großer Fan von »medizinischen« Pflegeprodukten, von sogenannten Cosmeceuticals, die in Zusammenarbeit mit Dermatologen entwickelt wurden. Diese Produkte gibt es in der Apotheke, bei Kosmetiker:innen oder Dermatolog:innen.

> Ich selbst bin absolut von der positiven Wirkung von Vitamin C überzeugt.

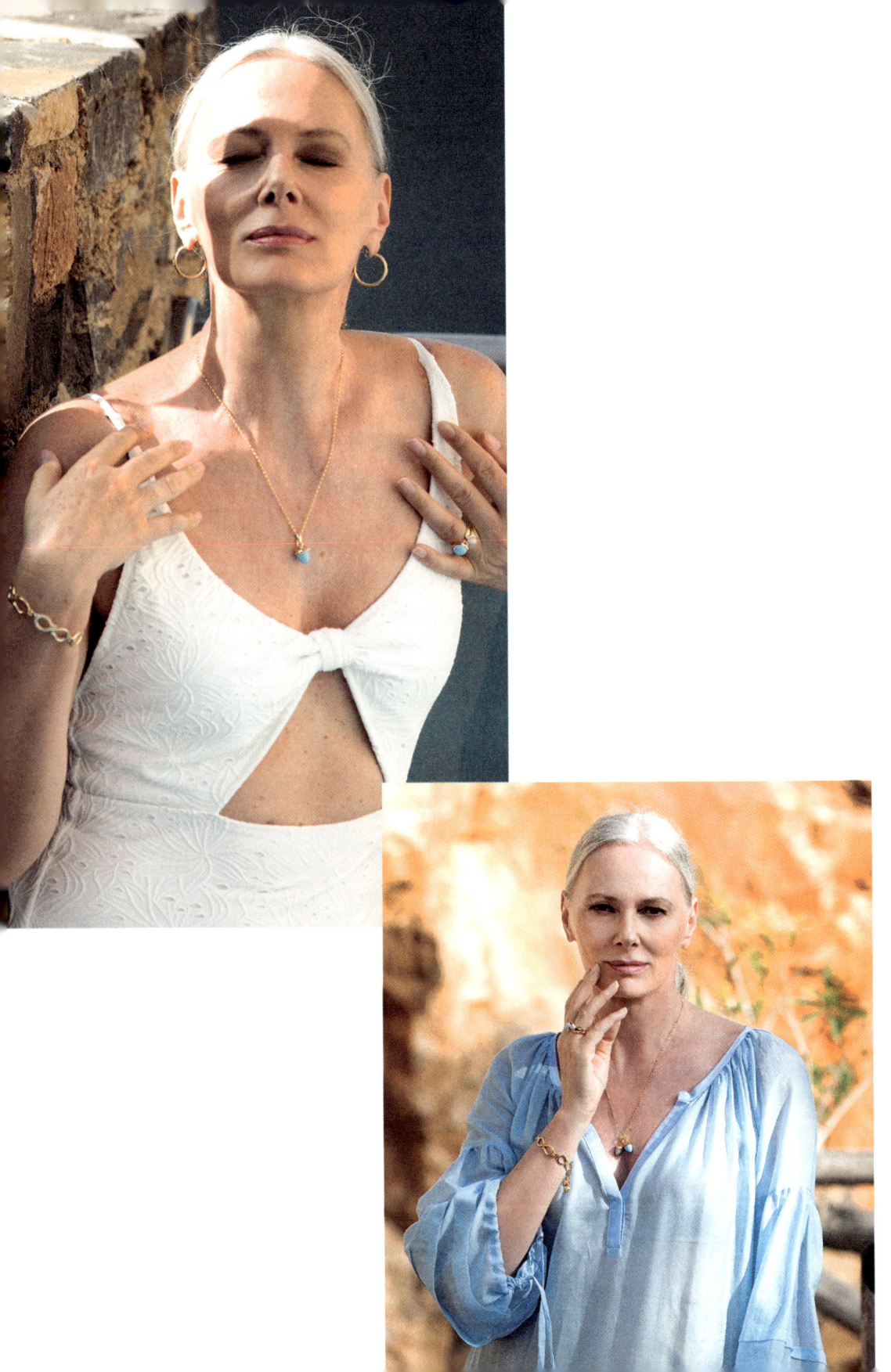

DKMS Life und das Ronald McDonald Haus

Seit zehn Jahren bin ich Botschafterin für DKMS Life, auch bekannt als das »look good feel better«-Patientenprogramm. Ich kam über meine Freundin Sylvie Meis dazu, die Brustkrebs hatte. Als sie die Diagnose erhielt, kam ich zum ersten Mal mit Krebs in Berührung. Ich habe mit eigenen Augen gesehen und aus nächster Nähe miterlebt, was jemand mitmacht, der seine Haare, Wimpern und Augenbrauen verliert. Das hat mich dazu gebracht, mich ehrenamtlich für diese Organisation zu engagieren. Monatlich begleite ich gemeinsam mit einer Kosmetikerin Beautyseminare für Frauen mit Krebs, die sich einer Chemotherapie unterziehen.

Seit fünf Jahren bin ich auch Botschafterin für ein Ronald McDonald Haus: Hier finden Familien für unbestimmte Zeit ein Zuhause, wenn ihr Kind im Krankenhaus liegt. Als ich drei Jahre alt war, wurde ich mit einer akuten Blinddarmentzündung ins Rotterdamer Sophia Kinderkrankenhaus aufgenommen. Für meine Eltern war das eine sehr schwierige Zeit – und mit einem kleineren Bruder zu Hause und ohne Zweitwagen ganz schön aufwendig, zum Krankenhaus zu kommen. Ich weiß also aus eigener Erfahrung, wie wichtig es ist, dass es solche Häuser gibt, und engagiere mich bereitwillig dafür. Das sind zwei Organisationen, die mich sehr berühren. Ich nutze meine Bekanntheit gern, um Aufmerksamkeit auf sie und ihre fantastische Arbeit zu lenken.

Helene spricht mit ...
Dermatologin **Anne Margreet van Drooge**

» Leider bleibt unsere Haut nicht immer so jung, faltenfrei und elastisch, wie wir das gerne hätten. Eine alternde Haut verliert sogenanntes Elastin, außerdem werden weniger Hautlipide produziert. Die Haut wird dadurch leider schlaffer, aber auch trockener. Außerdem sorgen externe Faktoren wie Sonne und Rauchen für Hautalterung. Falten sind das typischste Merkmal dafür, aber auch Pigmentflecken und kleine Warzen entstehen erst in höherem Alter. Sie sind ebenfalls ein typisches Merkmal für Hautalterung. Darüber hinaus müssen wir natürlich auf Hautkrebs achten, der vor allem bei Menschen über fünfzig vorkommt. Er entsteht durch übermäßige Sonneneinstrahlung und häufigen Sonnenbrand.

Mein wichtigster Tipp, um eine möglichst junge Haut zu behalten, lautet deshalb: aus der Sonne bleiben. Nichts hilft so gut wie eine Creme mit einem hohen LSF. Am besten täglich eine Creme mit einem LSF von mindestens 30 verwenden, im Sommerurlaub sogar eine mit LSF 50, erst recht, wenn es schon Pigmentflecken im Gesicht gibt. Damit lässt sich verhindern, dass sie dunkler und somit sichtbarer werden. Ich rate auch dazu, nicht zu rauchen. Das ist mit das Schlimmste, was man seiner Haut antun kann. Sie altert dadurch rasend schnell.

> Rauchen ist mit das Schlimmste, was man seiner Haut antun kann.

Es ist auch sonst sehr, sehr ungesund für den Körper, wenn man bedenkt, wie viele schlimme Krankheiten durchs Rauchen verursacht werden.

Beherzigt man diese Tipps bereits, wenn man noch jung ist, kann man so einiges gegen die Hautalterung unternehmen. Und vorbeugen ist immer besser als heilen! Das Verhindern von Falten, Pigmentflecken und kleinen Warzen wird jedoch nie hundertprozentig gelingen. Man kann sie in der Regel aber gut behandeln. Warzen und Pigmentflecken lassen sich oft fantastisch weglasern, man kann sie auch wegätzen oder vereisen. Falten lassen sich ebenfalls durch eine Laserbehandlung weniger tief und auffällig machen, außerdem gibt es natürlich noch die Möglichkeit, Botox und Filler zu spritzen, wenn man das will.

Apropos Hauttrockenheit – hier einige Tipps:

• Produkte, die Feuchtigkeit in der Haut speichern, sind rückfettende Cremes und Salben.

• Produkte mit (zu) viel Seife oder Duftstoffen nur in Maßen verwenden, denn die können trockener Haut noch mehr Feuchtigkeit entziehen und/oder sie reizen.

• Pflegeprodukte generell an den eigenen Hauttyp anpassen: Eine milde Reinigungslotion verwenden, die ältere Haut nicht noch mehr austrocknet.

• Eine fetthaltige Körperpflege und eine pflegende Gesichtscreme verwenden.

• Und als Tagescreme stets eine mit einem LSF von mindestens 30 verwenden.

• Selbst darauf achten, was der Haut guttut oder nicht, und die Pflegeroutine entsprechend anpassen.«

»Vorbeugen ist immer besser als heilen.«

KAPITEL 9

Tägliche Beautyroutine

PETRA

Ich widme meinem Äußeren jeden Tag Zeit und benutze hochwertige Pflegeprodukte. Das ist meine tägliche Beautyroutine.

Das Gesicht reinige ich jeden Morgen mit lauwarmem Wasser. Dadurch werde ich nicht nur wach, sondern tue auch etwas gegen Tränensäcke und geschwollene Lider. Nachts lagert das Gesicht Wasser ein, das geht jedem so. Im Lauf des Tages verschwindet diese überflüssige Feuchtigkeit wieder, aber ich möchte auch morgens am liebsten so wenig wie möglich davon sehen.

Deshalb schlafe ich mit einem etwas dickeren Kopfkissen; liegt der Kopf nicht ganz »flach«, wird

Es empfiehlt sich auch, nicht zu heiß zu duschen.

weniger Wasser im Gesicht eingelagert. Es empfiehlt sich auch, nicht zu heiß zu duschen. Das kann herrlich sein, ist aber nicht gut für die Haut. Zu warmes Wasser kann die Haut reizen und austrocknen, weil die hohe Temperatur der Haut Feuchtigkeit entzieht.

Außerdem benutze ich täglich ein Duschgel mit meinem Lieblingsduft. Der ist himmlisch, ich genieße ihn richtig! Und einmal pro Woche gönne ich mir ein Peeling. Auch im Winter, weil die Haut dann stärker austrocknet. Nach dem Duschen creme ich mich am ganzen Körper mit einer einfachen Bodylotion ein. Im Winter verwende ich eine Körpercreme, die reichhaltiger und fettender ist, im Sommer eine leichte Bodylotion. Bitte beim Eincremen Hals, Dekolletee, Schultern und Füße (vor allem die Fersen) nicht vergessen!

Fürs Gesicht verwende ich eine Augenpflege, die ich sanft mit dem Ringfinger in die Augenregion einklopfe. Tipp: Die Haut unter den Brauen nicht vergessen! Ich verwende auch einen Concealer, weil ich mit zunehmendem Alter immer dunklere Augenringe bekommen habe. Ich klopfe den Concealer mit einer Fingerkuppe ein, so kann ich ihn genauer auftragen und er deckt besser ab. Dann trage ich meine Tagescreme mit Lichtschutzfaktor auf. Nur wenn ich an diesem Tag arbeite, nehme ich lieber keine Creme mit LSF, weil sie durch das darin enthalte Zinkoxid auf dem Foto weißlich wirken kann. Beim Auftragen der Tagescreme bitte Hals und Dekolletee nicht vergessen! Von amerikanischen Model-Kolleginnen bekam ich mal den Tipp, die Creme von unten nach oben aufzutragen; die Aufwärtsbewegung soll die Durchblutung fördern.

Ich liebe es, mich zu schminken. Mit Make-up kann man tolle Akzente setzen. Meine Augen schminke ich täglich mit schwarzer Mascara, ich beginne dicht am Wimpernrand und verteile sie bis in die Spitzen. Ich trage die Wimperntusche stets in Zickzack-Bewegungen auf, das hat den größten Effekt. Aber nur am oberen Wimpernkranz, den unteren lasse ich ganz natürlich, das finde ich schöner. Dann verdichte ich meine Brauen. Die grauen Haare lassen mein Gesicht fahler wirken, erst recht im Winter. Meine Brauen muss ich nachzeichnen, weil ich sie in jungen Jahren zu stark gezupft habe – eine Jugendsünde. Indem ich sie nachzeichne, akzentuiere ich mein Gesicht.

> Ich liebe es, mich zu schminken.

Ich bürste meine Brauen nach unten, verdichte sie mit einem taupefarbenen Brauenstift, bürste sie wieder nach oben und ziehe sie anschließend noch etwas nach, damit sie richtig schön dick aussehen. Das macht gleich einen frischeren Teint. Mit »nachziehen« meine ich nicht, dass ich einen dicken Strich ziehe, ich setze lieber lauter kleine Striche. Das sieht natürlicher aus. Kleine Lücken gleiche ich mit Brauenpuder aus.

Auf die Wangen gebe ich etwas Rouge und auf die Lippen meist rosafarbenen oder pfirsichfarbenen Lippenstift oder Lipgloss. Aber vorher ziehe ich die Konturen stets mit einem Konturenstift nach, damit Lippenstift oder Lipgloss nicht auslaufen. Wenn dir das zu mühsam ist oder wenn dir das nicht gefällt, kannst du auch einen transparenten Konturenstift verwenden. Viele Frauen benutzen Rouge, um ihre Wangenknochen zu betonen, und tragen es Richtung Ohren auf. Doch der Tipp schlechthin, wenn man frischer

Das Rouge auf den höchsten Punkt der Wangen auftragen.

aussehen will, lautet: Das Rouge auf den höchsten Punkt der Wangen auftragen, das macht schöne Apfelbäckchen. Man sieht dann so aus, als käme man gerade von einem herrlichen Strandspaziergang.

Im Alltag genügt mir das. Bin ich jedoch auswärts zum Lunch oder zum Abendessen verabredet, trage ich etwas dicker auf. Dann schminke ich die Augen intensiver. Ich ziehe meine Brauen etwas dunkler und voller nach und verwende mehrere Lidschattenfarben. Aufs Lid gebe ich eine hellere Farbe und darüber, in die Lidfalte unter meinen Brauen, einen dunkleren Farbton. Alles, was dunkel ist, tritt optisch zurück und fällt daher weniger auf. So kaschiert man gleich Schlupflider und den dadurch entstehenden müden Blick. Außerdem verwende ich Eyeliner, nicht als Linie, sondern in Form mehrerer Punkte, die ich oberhalb meiner Pupillen zwischen die Wimpern setze, das macht einen schöneren Augenaufschlag. Eine harte schwarze Linie würde meine Augen kleiner wirken lassen, und das möchte ich nicht. Ich wünsche mir einen schönen, frischen, offenen Blick. Bevor ich die Mascara auftrage, verleihe ich meinen Wimpern mit einer Wimpernzange

Ich wünsche mir einen schönen, frischen, offenen Blick.

Schwung. Fürs Gesicht nehme ich eine leicht getönte Flüssigfoundation, das macht einen ebenmäßigeren Teint. Dann kommt das Rouge, und zum Abschluss pudere ich das Gesicht mit einem mattierenden Puder in der T-Zone, also von der Stirn über die Nase bis zum Kinn. Dafür verwende ich einen großen, dicken Puderpinsel. Auch hier gilt: Hals und Dekolletee nicht vergessen. Aber keinen Puder unter den Augen auftragen, weil der sich in den feinen Fältchen absetzt. Statt einer helleren Lippenstiftfarbe wähle ich fürs Ausgehen einen knalligeren Ton, zum Beispiel Fot oder Fuchsia. Fertig!

In meiner Handtasche dürfen zwei Beautyprodukte niemals fehlen: eine Lippenpflege und eine Handcreme. Ich kümmere mich besonders gut um meine Lippen und Hände, weil die schnell austrocknen, vor allem im Winter. Indem ich sie regelmäßig creme, bleiben sie weich und zart.

Die Nägel mache ich selbst. Ich kann gut feilen und lackieren. Erst trage ich einen Basislack in einer natürlichen Farbe auf. Ich benutze stets ganz normalen Nagellack, keinen Gellack. Damit habe ich keine guten Erfahrungen gemacht, meine Nägel wurden davon dünn und brüchig. Manchmal trage ich eine Zeit lang auch gar keinen Nagellack, um meine Nägel zu schonen. Benutzt man ihn zu häufig, verfärben sich die Nägel gelblich. Dafür gehe ich alle vier bis sechs Wochen zu einer Kosmetikerin und lasse mein Gesicht ausreinigen, meine Brauen zupfen, meine Wimpern färben und das Gesicht massieren. Herrlich! Vor allem darauf freu ich mich am meisten: einfach mal Zeit für mich zu haben, schön zu entspannen und mich verwöhnen zu lassen. Ich glaube fest an feuchtigkeitsspendende Collagen-Gesichtsmasken, bin aber kein Fan von mechanischen Behandlungen wie chemischen Peelings. Ich habe eine empfindliche Haut, die zu viel Talg produziert, trotzdem ist sie feuchtigkeitsarm. Deshalb ist sie oft übersensibel. Jetzt, da ich älter bin, braucht meine Haut mehr Feuchtigkeit und dafür eignen sich feuchtigkeitsspendende Masken besonders gut.

Genauso wichtig wie meine Morgenroutine ist auch meine Abendroutine: Ich entferne dann stets alles Make-up. Ich kann mich nicht erinnern, jemals geschminkt ins Bett gegangen zu sein. Ich verwende wieder lauwarmes Wasser, eine milde Waschcreme und Reinigungslotion für Gesicht und Hals sowie eine milde Reinigungsmilch für die Augenpartie.

> Genauso wichtig wie meine Morgenroutine ist auch meine Abendroutine.

Dann klopfe ich die Gesichtslotion ein, gefolgt von einer Nachtcreme. Jede Haut ist anders, man muss es selbst ausprobieren oder erfahrene Kosmetiker:innen um Rat bitten, welche Creme und welches Serum am besten funktionieren. Meine Nachtcreme soll genügend Feuchtigkeit spenden, darf aber auch nicht zu fetthaltig sein. Da die Haut mit zunehmendem Alter immer trockener wird, verwende ich seit ein paar Jahren abends auch Seren mit Vitamin C, eines meiner absoluten Lieblingsprodukte. Die verwende ich im Wechsel mit Pflegeprodukten, die Hyaluronsäure enthalten, ein Wirkstoff, den unsere Haut auf natürliche Weise produziert. Er sorgt dafür, dass die Haut gut hydriert und elastisch bleibt. Je älter man wird, desto geringer ist der Hyaluronsäuregehalt der Haut. Deshalb enthalten viele Pflegeprodukte für Frauen über fünfzig Hyaluron: Es spendet viel Feuchtigkeit. Aus demselben Grund gönne ich mir einmal die Woche eine Feuchtigkeitsmaske für das Gesicht und die Augenpartie. Damit mache ich mir dann einen schönen

Abend. Ich liege gemütlich im Bett und lese ein Buch oder eine Zeitschrift, während die Maske einwirkt. Vor dem Schlafengehen nehme ich sie ab, lasse die überschüssige Feuchtigkeit aber drauf. So kann sie die ganze Nacht einziehen. Außerdem peele ich das Gesicht regelmäßig, um die abgestorbenen Zellen zu entfernen. Dadurch massiere ich die Haut auch, was meine Gesichtsdurchblutung anregt. Aber bitte vorsichtig sein und ein Produkt verwenden, das kleine Peelingkörner aufweist, damit keine Wunden entstehen. Nach dem Peeling merke ich, dass mein Gesicht aufgrund der leichten Massage ein wenig brennt, aber auf eine angenehme Art. Es fühlt sich weicher und ebenmäßiger an, weil die toten Zellen weg sind. Neben einem gesunden Glow habe ich so generell eine frischere Ausstrahlung. Und genau das will ich damit erreichen: einen guten Teint und Strahlkraft.

Einmal die Woche gönne ich mir einen Beauty-Abend.

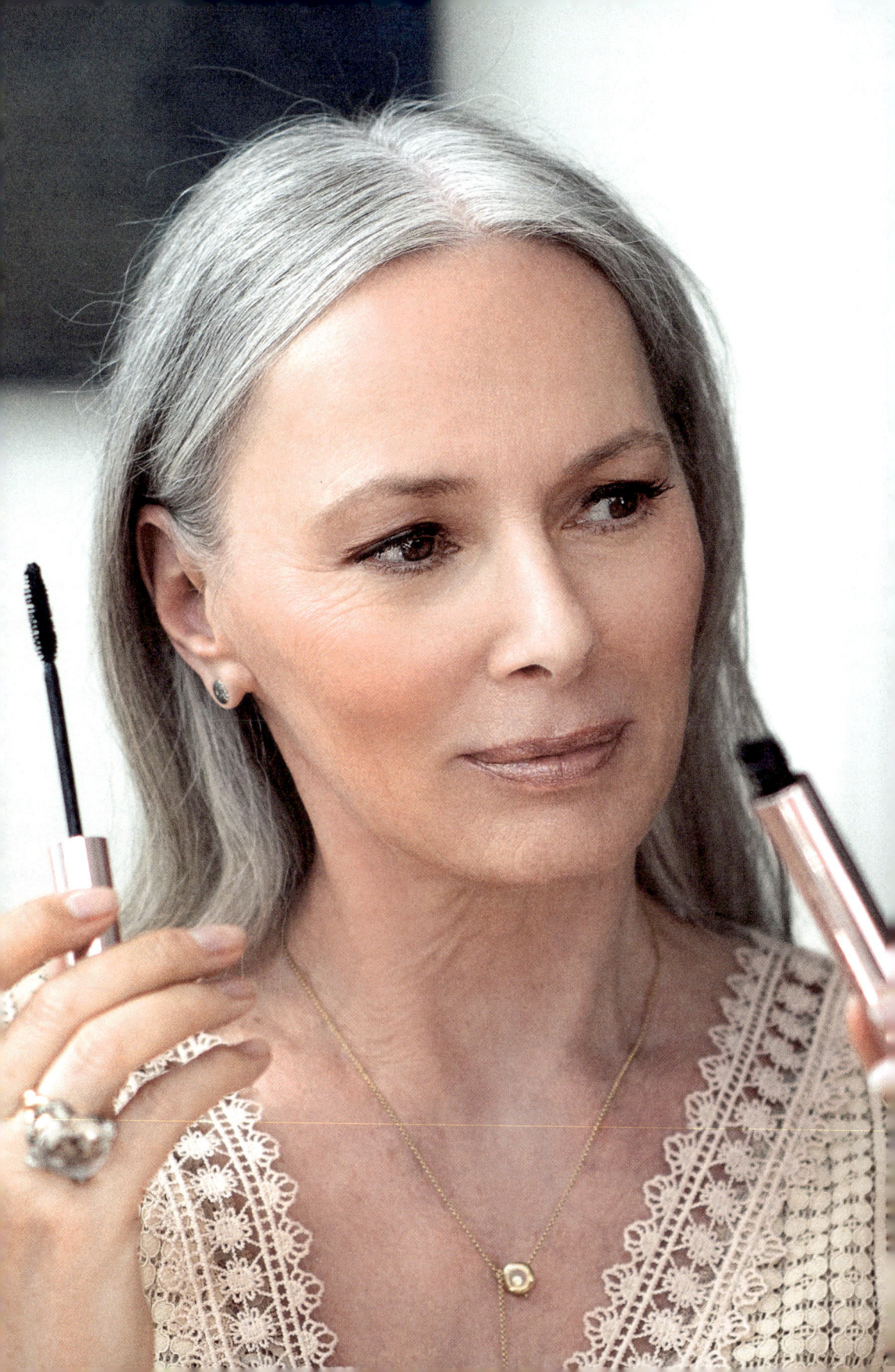

Helene spricht mit ...

Carmen Zomers, 50+-Make-up-Artist, Beauty-coach und Autorin des *Ageless 50+ Beautyguide*

» Viele Frauen verwenden immer noch dasselbe Make-up wie mit zwanzig oder dreißig. Doch das Motto *Never change a winning team* gilt nicht in jedem Fall. Deshalb sollte man sich irgendwann mal richtig Zeit nehmen und gucken, was in Sachen Make-up wirklich zu einem passt. Weil sich die Looks und die eigene Ausstrahlung immer wieder ändern, können Dinge, die erst nicht toll aussahen, einem jetzt sehr wohl stehen und umgekehrt. Man kann das auch gern mit einem Beautycoach machen. Dann schaut man sich die Haarfarbe und die Beschaffenheit der Haut ganz genau an und sucht neue Produkte aus oder testet sie. Ein perfektes Schönheits-Update! Glanz auf den Wangenknochen sieht beispielsweise bei Frauen über fünfzig super aus, nur über dem Auge kann er Schlupflider sogar noch betonen. Deshalb sage ich oft: Weniger ist mehr.

Weniger ist mehr.

Denn auch zu viel Foundation kann Falten akzentuieren, während eine schöne transparente Basis für einen deutlich frischeren Look sorgt. Ein guter Tipp gegen zu dick aufgetragene Foundation ist der, sie schnell nach der Tagescreme aufzutragen, damit sich beides vermischt. Dadurch erzielt man eine transparente, aber deckende Basis.

Ansonsten kann auch ein Peeling eine ältere Haut munter machen. Bei Schlupflidern verwende ich die Eyelift-Make-up-Technik: Dafür ziehe ich eine ausgedachte gerade Linie vom Nasenflügel bis zum äußeren Augenwinkel und sorge dafür, dass das Augen-

Make-up stets innerhalb dieses Bereichs bleibt. So lifte ich das Auge optisch, denn wird das Make-up tiefer aufgetragen, scheinen die Lider zu hängen.

Falten finde ich unproblematisch. Ich massiere die Haut immer ein wenig, bevor ich das Basis-Make-up auftrage, sodass sie schön weich ist und die Durchblutung stimuliert wird. Das kann auch gegen etwas schlaffere Haut oder ein Doppelkinn helfen: Wenn du dein Gesicht massierst, kannst du Feuchtigkeitseinlagerungen entfernen. Massier immer von innen nach außen, also hin zu den Konturen deines Gesichts.

Bei Pigmentflecken: immer eine Creme mit LSF verwenden und das Gesicht nicht direkt in die Sonne halten. Pigmentflecken lassen sich auch durch eine Farbkorrektur mit einem Concealer ka-schieren, hat er einen orangen Unterton, lässt er die dunklen Pigmentflecken verblassen. Bei geschwollenen Lidern, Tränensäcken und dunklen Augenringen verwendest du ebenfalls einen Concealer, darunter ein Serum. Den Concealer bitte nicht auf die Falten auftragen, denn dadurch werden sie nur betont. Dasselbe gilt für Puder.

Aber abgesehen von den Produkten oder Methoden, diese aufzutragen, lautet mein Beauty-Tipp Nummer eins: Versuch nicht, immer unbedingt jünger auszusehen, sondern akzeptiere dich so, wie du bist! Ich bin im Reinen mit meinen Falten und grauen Haaren. Ich feiere mein Leben und mein Aussehen. Und ich finde es toll, zu sehen, dass sich die Zeiten geändert haben und wir uns heute übers Älterwerden freuen dürfen.«

>>Akzeptiere dich so, wie du bist.«

KAPITEL 10

Die Grauhaar-revolution

PETRA

Ich hatte in meinem Leben schon einige Haarfarben. Als ich zur Welt kam, hatte ich pechschwarze Haare. Kurz danach wurden sie blond und so bin ich lange geblieben. Bis sie irgendwann aschblond wurden, das fand ich langweilig. Also habe ich mir Strähnchen machen lassen. Immer bei einem oder einer Friseur:in. Einmal habe ich es selbst versucht – und sie wurden grün. Einmal und nie wieder! Um mir Strähnchen machen zu lassen, bin ich sogar immer nach Belgien gefahren, denn dort gab es damals die besten Friseur:innen. Eine Friseurin war es auch, die die ersten grauen Haare bei mir entdeckt hat. »Vielleicht sollten wir ein paar Strähnchen mehr machen, du hast da nämlich ein paar graue Haare«, sagte sie. Eine gute Idee, wie ich fand. Auf diese Weise konnte ich meine grauen Haare lange kaschieren. Das ist eine Reaktion, die viele Frauen haben, wenn sie grau werden: die Haare sofort färben oder sogar ausreißen. (Nie tun! Die Haare werden mit zunehmendem Alter immer dünner.) Grau wird mit alt assoziiert und unsere Gesellschaft ist dermaßen besessen vom Jugendwahn, dass wir alles, was uns alt macht, weghaben wollen. Auch ich habe mir also lange die grauen Haare gefärbt.

> Meine Friseurin hat die ersten grauen Haare bei mir entdeckt.

Bis es irgendwann nicht mehr ging. Ich musste alle vier Wochen zum Färben, sonst wuchs der Ansatz scheußlich nach. Das sah nicht gut aus und wirkte ungepflegt. Meine Haare mussten für spontane Shootings immer in Topform sein. Das viele Färben hatte auch Spuren hinterlassen und die fehlenden Hormone ebenfalls: Meine Haare wurden immer dünner, sie waren splissig und manchmal war meine Kopfhaut rot und gereizt. Dank meines *signature hairstyles* (ich band die Haare stets straff zurück) fiel das anfangs nicht so auf, aber irgendwann schon. Ich saß bei meiner Friseurin, schaute in den Spiegel und konnte mehr oder weniger durch meine Haare hindurchschauen. Da war überhaupt kein Volumen mehr, meine Haare waren so dünn geworden!

> »Wo ist nur meine Haarpracht hin?«, dachte ich.

»Wo ist nur meine Haarpracht hin?«, dachte ich. In diesem Moment wusste ich, dass ich etwas unternehmen musste. Wenn etwas nicht mehr funktioniert, muss man sich etwas Neues ausdenken.

Ich beschloss, das Grau wachsen zu lassen. Meine Haare waren einfach nicht mehr gesund, außerdem war ich neugierig und mutig. Meine Mutter und meine Oma haben beide schönes weißes Haar, ich war gespannt, wie mir das stehen würde. Auch das amerikanische *gray hair model* Carmen Dell'Orefice hat mich inspiriert. Sie ist über achtzig und arbeitet immer noch als Model. Auch Maye Musk, die als Frau über siebzig nach wie vor auf Top-Niveau modelt, ist ein Vorbild. Ihnen stehen die grauen Haare ausgezeichnet, sie haben ihre Karrieren sogar noch gepusht. Deshalb habe ich ebenfalls daran geglaubt. »Das mache ich auch!«, dachte ich mir. Wenn man beschließt, die Haare grau zu lassen, muss man das wirklich wollen. Es erfordert Durchhaltevermögen und eine gehörige Portion Selbstbewusstsein. Man geht nämlich gegen den Trend: Die meisten Frauen um die fünfzig färben sich die Haare. Ich sah es in meiner direkten Umgebung, im Freundeskreis wie im Beruf, es gab so gut wie keine Frauen in meinem Alter mit grauen Haaren. Trotzdem spürte ich intuitiv, dass es für mich die richtige Entscheidung war.

Der erste Versuch, das Grau wachsen zu lassen, war eine Katastrophe. Ich hatte mich dafür entschieden, es während meiner Sommerferien in der Schweiz auszuprobieren. Der Ansatz war bei meiner Abreise schon rausgewachsen und konnte während meines dreiwöchigen Urlaubs weiter rauswachsen. Nun, es war furchtbar. Meine Haare waren schmutzig-grau, eine hässliche Farbe. Und langweilig. Außerdem machte es alt. Als ich mich im Spiegel sah, erschrak ich. Es war, als wäre ich um zehn Jahre gealtert. Ich stehe zu meinem Alter, muss aber auch nicht älter ausse-hen, als ich bin. Ich möchte gern meinem Alter entsprechend aussehen. Da zeigte sich deutlich, dass ich noch nicht so weit war: Meine Haare hatten noch kein schönes Grau, so ein Silbergrau wie bei meiner Mut-ter und Oma. Kaum wieder zu Hause, ging ich zu meiner Fri-seurin, die sagte: »Du musst noch etwas Geduld haben, dann sieht es gut aus.« Abwarten lau-

> **Ich stehe zu meinem Alter, muss aber auch nicht älter aussehen, als ich bin.**

tete die Devise. Bis dahin ließ ich mir nur noch an den Seiten Strähn-chen färben und benutzte ab und zu eine Spülung, damit meine Haar-farbe gleichmäßig aussah. Das Grauwerden beginnt nämlich an Stirn und Schläfen. Irgendwann, das dürfte 2017 gewesen sein, meinte meine Friseurin: »Jetzt bist du so weit, deine Haare werden weißer.« Da habe ich der Natur wieder ihren Lauf gelassen und diesmal war es ein Erfolg. Meine Haare waren weiß, silbern. Die Farbe macht einen nicht älter, sondern frischer. Es ist ein sexy Grau.

Ein Push für die Karriere: Graue Haare sind sexy!

Dass sich das dermaßen positiv auf meine Karriere auswirken würde, hätte ich nie gedacht. Meine Haarfarbe fiel auf, sobald ich einen Raum betrat. Ich bekam unheimlich viele positive Reaktionen, egal wo ich auftauchte. Auf der Straße, auf Events, bei Shootings und von der Presse. Wildfremde kamen in Läden auf mich zu und sagten: »Was für fantastisches Haar.« Oft hörte ich auch: »Ist das echt?«, »Dass Sie sich *das* trauen!«, und: »Graue Haare machen dich kein bisschen alt.« Daran kann man sehen, dass mit Grau immer noch das Vorurteil »alt« einhergeht. Michael fand meinen neuen Look auf Anhieb fabelhaft und auch meine Freundinnen finden ihn toll. Viele haben sich auf der Straße nach mir umgedreht, sowohl Männer als auch Frauen. Auch die Presse zeigte reges Interesse an meinem neuen Look. Ich wurde mehrmals gefragt, ob ich das Gefühl kenne, das viele Frauen haben, nämlich, dass sie ab einem gewissen Alter »unsichtbar« werden – während ich mit meiner neuen Haarfarbe absolut auffiel. Das zeigt, wie sehr sich das hartnäckige Vorurteil hält, dass man als ältere Frau abgeschrieben ist. Ich glaube, dass das Gefühl der Unsichtbarkeit vieler Frauen daher rührt, dass diese aus traditionellen Familien kommen. Da sollten sich Frauen ganz der Familie widmen, ihrem Mann den Rücken freihalten und zu

Frauen fühlen sich oft unsichtbar.

Hause bleiben, um sich um die Kinder zu kümmern. Jetzt, da sie fünfzig sind und die Kinder aus dem Haus, sie ihre »Pflicht« erfüllt haben, denken sie: »Und nun?« Sie haben irgendwie den Anschluss verpasst, stehen nicht mehr im Leben. Und denken dann: »Ich habe keine Perspektive mehr.« Sie ziehen sich zunehmend aus der Öffentlichkeit zurück. Das ist eine Abwärtsspirale, denn dann lernt man keine interessanten Menschen mehr kennen und wird auch nicht mehr motiviert. Dabei brauchen wir kein bisschen unsichtbar zu sein. Wirklich nicht! Das ist alles eine Frage des richtigen Mindsets: Man darf diesen Gedanken und das Gefühl, »alt« zu sein und keine Rolle mehr zu spielen, gar nicht erst zulassen. Dieses Gefühl kann entsorgt werden. Davon kann man sich für immer verabschieden. Die Vorstellung, nicht mehr zu zählen, ist selbst gemacht. Wir erschweren uns damit bloß unnötig das Leben. Akzeptiere dein Alter! Und sage dir: »Ich bin fünfzig, was für eine schöne Lebensphase, was kann ich noch alles machen?« Leg den Schalter im Kopf um, denk positiv! Was du als über Fünfzigjährige alles schon erreicht hast im Leben, diesen Schatz an Lebenserfahrung: Das sollen dir andere erst mal nachmachen! Es warten noch viele spannende Herausforderungen auf dich. Schau mich an! Ich setze mich immer noch gern in Szene und verfolge meine Träume. Ich stehe

Leg den Schalter im Kopf um, denk positiv.

noch mitten im Leben – ja, mehr als je zuvor. Wer hätte gedacht, dass die Entscheidung für graue Haare die beste überhaupt war!

Ich bekam nicht nur viel mehr Interviewanfragen vonseiten der Presse, es versetzte auch meiner Modelkarriere einen enormen Schub. In den USA und England gab es längst den Trend zu erfolgreichen älteren Models mit grauen Haaren, zu Frauen wie Carmen Dell'Orefice und Maye Musk, die ich bereits als Inspirationsquellen erwähnt habe. In den Niederlanden und in Deutschland gab es solche Vorbilder noch nicht. Und genau diese Marktlücke habe ich genutzt. Meine Modelagentur war begeistert, sie meinte: »Go for it.« Für mein Portfolio wurden neue Fotos mit grauen Haaren gemacht. Sie waren ein Befreiungsschlag, haben mich unverwechselbar gemacht. Als blondes 50+-Model saß ich ein bisschen zwischen allen Stühlen: Ich wurde nur selten für Shootings gebucht, bei denen blonde Dreißigjährige gewünscht waren, und auch nicht immer für Jobs für über Fünfzigjährige, denn dafür sah ich auf Fotos zu jung aus. Als blonde Fünfzigjährige war ich eine von vielen. Jetzt hatte ich eine Nische gefunden, in der ich mich profilieren konnte. Außerdem passten die silbernen Haare zu meinem Classic Look. Ich bin ein klassisches Model, kein Mädchen von nebenan. Eines meiner ersten Shootings mit grauen Haaren war für das *Tush Magazine*, und zwar mit dem fantastischen Fotografen *Armin Morbach*.

Es wurden mehr oder weniger Nacktaufnahmen, auf denen ich nur ein offenes Chanel-Jäckchen trug. Und das mit sechzig! Aber es war toll und ich bin stolz, dass Armin bewusst natürliche Schönheit zeigen wollte. Damit demonstriere ich gern, dass das Leben mit fünfzig noch lange nicht vorbei ist, auch danach kann man noch alles Mögliche tun und erreichen. Natürlich fand ich es spannend, halb nackt zu posieren. Ich habe kein Problem mit Nacktheit, solange das Ergebnis elegant und nicht platt oder vulgär aussieht. Sich bei einem Shooting buchstäblich nackig machen kann man nur, wenn man seinen Körper voll und ganz akzeptiert. Wenn man mich als Sechzigjährige für Nacktaufnahmen bucht, erwartet auch niemand, dass ein Model mit dem Körper einer Zwanzigjährigen am Set auftaucht.

In Bezug auf meinen Körper bin ich selbstbewusster denn je.

Ich kann deshalb voller Selbstvertrauen hingehen. In Bezug auf meinen Körper bin ich inzwischen selbstbewusster denn je. Ich habe mein Aussehen genauso akzeptiert wie mein Alter. Auch das ist eine Frage des Mindsets – der inneren Einstellung.

Mein Grauhaar-Look hat mir noch mehr Vorteile gebracht. Dank meiner neuen Frisur wurde ich von einer legendären New Yorker Modelagentur unter Vertrag genommen, von *IconicFocus*. Das ist dieselbe, die auch Carmen Dell'Orefice vertritt. Ein befreundeter Fotograf lud mich zu einem Essen nach Berlin ein, an dem auch Patty Sicular, die Miteigentümerin von *IconicFocus*, teilnahm. Als ich das Restaurant betrat, fiel sie mir sofort auf. Sie hat mich zwar freundlich begrüßt, aber den ganzen Abend kaum mit mir gesprochen. Währenddessen baute mir mein Freund ständig Brücken: »Petra, ich versteh einfach nicht, warum du nicht ständig in Amerika arbeitest, du hast ein Gesicht mit der *perfect bone structure*.« Erst am Ende des Essens sagte Patty auf einmal zu mir: »Sie sind eine sehr schöne und interessante Frau, lassen Sie uns doch morgen früh um acht bei mir im Hotel frühstücken.« Ich merkte an, dass ich morgens um acht nicht so aussehe wie an diesem Abend beim Essen. »Kommen Sie einfach so, wie Sie sind«, erwiderte sie resolut. Beim Frühstück am nächsten Morgen meinte sie, dass sie mich gern unter Vertrag nehmen würde. Ein Traum, der in Erfüllung ging! Patty war ganz pragmatisch, sie machte sofort einige Schnappschüsse von mir, »Natur-pur«-Aufnahmen für mein Portfolio. Aber wie sich herausstellte, kann es ganz schön aufwendig sein, einen amerikanischen Vertrag zu unterzeichnen: Visum und Arbeitsgenehmigung mussten beschafft werden. Zur Unterschrift bin ich dann nach New York geflogen. Gleich am nächsten Tag stand ein Shooting für mein Portfolio auf dem Programm. Wegen meines Vertrags mit *IconicFocus* wurde gleich eine Pressemitteilung versandt: »58-jähriges niederländisches Model Petra van Bremen unterschreibt Vertrag mit New Yorker Modelagentur.« Die Nachricht wurde groß gefeatured, sowohl von der deutschen als auch von der niederländischen Presse. Angefangen von *BILD*, über die *Gala* bis hin zu *Nouveau* und *Libelle*.

Dank *IconicFocus* konnte ich auch Kontakte zu anderen Agenturen im Ausland knüpfen. Es ist im Model-Business ganz normal, dass eine Agentur anderen Agenturen im Ausland vorschlägt, einen zu vertreten. Die schauen dann, ob es bei ihnen einen Markt für den jeweiligen Typ gibt und ob sie schon genügend Models dieses Typs in ihrer Kartei haben. Manchmal sagen sie Ja, manchmal Nein. Als Model bekommt man ständig Absagen, auch bei Castings, das geht allen so. Und damit muss man erst mal umzugehen lernen. Natürlich habe auch ich erst mal geschluckt, aber inzwischen kann ich das relativieren: So eine Absage geht nicht gegen mich persönlich, sie suchen einfach einen anderen Typ. Als junge Frau fiel es mir schwer, das zu akzeptieren, aber heute denke ich: Pech gehabt, kurz schlucken und weiter. Eine Absage ändert nichts daran, wer ich bin und wofür ich stehe.

Eine Einstellung, die mir definitiv nicht geschadet hat. Heute bin ich bei sieben Agenturen weltweit unter Vertrag: in den Niederlanden, Deutschland, den USA, Frankreich, England, Italien und Schweden. Einige Verträge kamen über *IconicFocus* zustande, andere Agenturen habe ich selbst aufgetrieben. So wie damals als achtzehnjähriges Mädchen, das einfach die Boutiquen betrat, um zu fragen, ob es auf deren Shows laufen darf. Wenn ich etwas wirklich will, dann tue ich alles dafür. Fragen kostet nichts. Abwarten bringt einen definitiv nicht weiter.

Beginne damit, ein bestimmtes Ziel zu visualisieren.

Deshalb mein Rat an alle Frauen: Plant eure Karriere. Was wollt ihr erreichen? Arbeitet Schritt für Schritt aus, wie ihr dorthin kommen wollt, und zwar von A bis Z, nicht nur von A bis B. In groben Zügen sollte alles stehen. Beginne damit, ein bestimmtes Ziel zu visualisieren: Was genau soll bei Z erreicht sein? Mal es dir in allen Farben aus. Dann überlege: Welche Schritte muss ich unternehmen, um dorthin zu gelangen? Um ein ehrgeiziges Ziel zu erreichen, ist so einiges nötig, nämlich sämtliche Schritte von A bis Z. Wenn man sie sich genau überlegt, lässt man sich unterwegs auch nicht dazu verleiten, von diesem Pfad abzuweichen. Nicht vergessen: Der Plan wird sich nicht immer mühelos umsetzen lassen, man stößt zwangsläufig auf Hindernisse. Doch es gilt, dranzubleiben und an sich zu glauben. Hör auf deine Intuition und nicht auf zehn verschiedene Leute mit zehn verschiedenen Meinungen. Überleg dir gut, mit wem du über deinen Plan sprechen willst. Und wenn es mal nicht so läuft wie erhofft, keinesfalls aufgeben! Am besten, du suchst dir eine:n gute:n Mentor:in, jemanden aus deinem Umfeld, der dich unterstützen, aber auch kritisch sein kann. Jemanden, der, wenn du von deinem Pfad abweichst, sagt: Wolltest du nicht eigentlich da und da hin? Mein Mann Michael ist ein hervorragender Mentor. Hätte ich schon viel früher so jemanden an meiner Seite gehabt, ich wäre mit Anfang zwanzig bestimmt nach Paris gegangen.

Wenn es um einen guten Coach geht, empfiehlt es sich, nach Vorbildern in der eigenen Branche Ausschau zu halten. Wer könnte einem weiterhelfen? Und wie kann man zu dieser Person Kontakt aufnehmen? Lies alles über ihre oder seine Karriere, komm mit dieser Person ins Gespräch. Und sei offen für konstruktive Kritik. Man muss stets an sich arbeiten, sich weiterentwickeln. Hat man einen Plan erstellt, sieht man ganz automatisch die Chancen, die sich unterwegs ergeben. Man muss sie dann nur noch ergreifen. Ich habe damals eine Riesenchance nicht genutzt, aber den Fehler mache ich kein zweites Mal!

Obwohl ich inzwischen über sechzig bin, bekomme ich täglich tolle Angebote. Als Gray Hair Model werde ich immer öfter für Mode-Shootings und Interviews von niederländischen und deutschen Zeitschriften angefragt. Letztes Jahr war ich beispielsweise auf den Covern von *Margriet* und *Saar Magazine*. Und in Deutschland bin ich in einem Werbespot für eine französische Kosmetikfirma zu sehen. Außerdem habe ich eine große Werbekampagne für eine niederländische Modefirma gemacht, die mir wie auf den Leib geschneidert war, denn ihr Slogan lautet: *We worship age not youth*. Mein Foto hing als lebensgroßes Plakat in den Schaufenstern der Ladenkette, und zwar überall in den Niederlanden. Dass ich damit auch in Zeeland, wo ich herkomme, im Schaufenster vertreten war, fand ich toll.

Als ich mir das Plakat mit meinen Eltern angeschaut habe, fühlte ich mich wieder wie das junge Mädchen, das seinen Traum wahr gemacht hat. Meine Eltern waren so

> **Meine Eltern waren so stolz und ich war es natürlich auch.**

stolz und ich war es natürlich auch. Und von meinem Auftraggeber erfuhr ich, dass die Leute extra wegen des Fotos im Schaufenster in die Läden gingen. Es ist also vollkommener Quatsch, dass nur junge Frauen Karriere machen können. Ich verstehe wirklich nicht, warum Labels nicht viel öfter ältere Models buchen – vor allem wenn man sieht, wie begeistert das Publikum auf jemanden reagiert, der echt und näher an ihnen dran ist. Zweimal im Jahr laufe ich für eine Luxus-Schmuckmarke aus Genf. Auf den Modenschauen gibt es oft fünf Models: vier um die zwanzig und mich, das einzige ältere Model. Ich zeige meist den Schmuck aus der *high jewellery*-Kollektion. Für so eine Kollektion braucht man ein Model, das ihn vom Alter her glaubwürdig präsentieren kann. Neben Schmuck zeigen wir auch die Taschen- und Sonnenbrillenkollektionen sowie die Kleidung eines deutschen Designers. Das Publikum reagiert stets begeistert auf mich. Es wird oft geklatscht, wenn ich den Laufsteg betrete, und im Anschluss kommen jedes Mal Frauen auf mich zu. »Wie schön, dass auch ein älteres Model dabei ist«, sagen sie dann. Sie finden es toll, dass ich so authentisch bin: Ich trage eine

Sie finden es toll, dass ich authentisch bin.

ganz normale, gesunde Kleidergröße 38 und habe eine natürliche graue Haarfarbe. Das Wichtigste ist, dass sie sich während der Show mit mir identifizieren können.

So pflegt man graue Haare

Da meine grauen Haare sehr wichtig für meinen Look und damit für meine Arbeit sind, nehme ich es mit ihrer Pflege sehr ernst. Je älter man wird, desto dünner werden die Haare. Deshalb pflege ich sie sorgfältig, zumal ich feine Haare habe. Jeden Abend bürste ich sie auf eine ganz bestimmte Art: Ich werfe den Kopf nach vorn und bürste Haare und Kopfhaut mit einer Bürste aus echten Schweineborsten. Die natürlichen Borsten nehmen den überflüssigen Talg weg, das Bürsten der Kopfhaut stimuliert die Durchblutung und dadurch den Haarwuchs. Aus meiner Sicht funktioniert das wirklich! Tut man es nicht, können die Poren verstopfen. Seit ich regelmäßig bürste, sind meine Haare voller geworden und wachsen besser nach, selbst vorn und an den Seiten, wo sie dazu neigen, dünner zu werden.

Ich selbst habe keine, aber man kann auch Extensions verwenden, um die Haare fülliger zu machen. Die gibt es inzwischen auch in Grau. Solltest du allerdings unter Haarausfall leiden, würde ich dir Extensions nicht empfehlen, dann solltest du lieber die Ursachen bekämpfen. Ein:e gute:r Friseur:in oder Haarspezialist:in kann dich dazu bestimmt beraten. Seit ich mein natürliches Grau habe wachsen lassen, habe ich deutlich gemerkt, dass meine Haare eine ganz andere Struktur aufweisen. Das liegt daran, dass graue Haare pigmentfrei sind und deshalb weniger Feuchtigkeit und Protein enthalten. Sie glänzen weniger und sind spröder. Deshalb kann ich meine Haare nicht mehr so gut selbst in Form föhnen wie früher. Ich habe das Gefühl, dass meine Haare machen, was sie wollen. Manchmal verwende ich ein wenig Styling-Spray für die Spitzen, aber nicht zu viel, weil es die Farbe in Dunkelgrau verwandelt. Und das möchte ich gern vermeiden. Binde ich mir die Haare zum Pferdeschwanz, habe ich ein paar kurze Haare, die abstehen. Darauf gebe ich ein wenig Haarspray. Das sprühe ich nie direkt auf die Haare, sondern zuerst auf die Handflächen. So kann ich es gut dosiert auftragen, ohne dass sich die Haarfarbe dadurch verändert.

Wird man grau und möchte die Farbe herauswachsen lassen, ist das wie gesagt mühsam, weil man nicht mit einem Mal einfarbig grau wird. Wie schafft man es da, trotzdem gepflegt und attraktiv auszusehen? Bei blonden Haaren sieht man den Ansatz nicht so deutlich wie bei dunklen. Anfangs habe ich die Haare oft zurückgekämmt und zum Pferdeschanz oder Knoten gebunden, da fiel der Ansatz nicht so auf. Wenn ich ein Shooting hatte, auf den roten Teppich oder zu einem Event musste, ging ich vorher zum Profi, um den blonden Teil meiner Frisur mit einer Spülung behandeln zu lassen. Die hat den Übergang von Grau zu Blond abgemildert und ließ sich anschließend wieder rauswaschen. Man kann sich auch Strähnchen machen lassen oder Farbsprays bzw. -puder verwenden, um den Ansatz zu kaschieren. Es

gibt auch eine Art Mascara für die Haare, mit der man den Ansatz ab-
decken kann. Als meine grauen Haare länger wurden, ließ ich sie immer etwas nachschneiden, und als die Farbe dann zur Hälfte rausgewachsen war, ließ ich das Deckhaar bis zum Ansatz mit einer Balayage
behandeln. So bin ich langsam von Blond auf Grau umgestiegen. Das
hat ungefähr zwei Jahre gedauert. Jetzt habe ich einen tollen Schnitt
mit weißgrauen Haaren vorn und am Hinterkopf Strähnchen aus dun-
kelgrauen und weißen Haaren. Schön und natürlich! Schade finde ich
nur, dass graue Haare von Natur aus so wenig glänzen. Du kannst zu
diesem Zweck ein Glanzspray oder -serum verwenden. Bei mir hat das
nicht funktioniert, weil meine Haare dann gelblich aussehen.

Wenn du mit grauen Haaren in die Sonne willst, musst du sehr vorsichtig sein. Die Haare werden durch die Sonneneinstrahlung grau oder
gelb. Dagegen kann man ein UV-Spray verwenden oder einfach einen

> **Wenn du mit grauen Haaren in die Sonne willst, musst du sehr vorsichtig sein.**

hübschen Sonnenhut oder ein Kopf-
tuch tragen, wenn man an den
Strand geht oder sich draußen ins
Café setzt. Auch beim Schwimmen
in Chlorwasser ist Vorsicht geboten. Meine Haare haben einmal einen
Grünstich davon bekommen. Als ich nach dem Urlaub zum Haare-
schneiden ging, wies mich mein Friseur darauf hin, dass Chlorwasser
die Ursache sein könnte. Die Lösung besteht darin, die Haare wöchentlich mit einem Silbershampoo zu waschen. Dadurch strahlen sie wieder
heller. Aber aufgepasst: Zu oft darf man die Haare damit auch wieder
nicht waschen, denn dann bekommen sie einen Lilastich, so wie ihn
eine meiner Tanten früher immer hatte. Deshalb wasche ich meine
Haare bloß ein einziges Mal in der Woche mit Silbershampoo. Ansonsten verwende ich ein Haarwaschmittel, das keine chemischen Stoffe
wie Parabene enthält. Parabene stecken in vielen Pflegeprodukten und

machen sie länger haltbar. Obwohl die EU sie gutheißt, also als sicher deklariert hat, gibt es auch Studien, die sagen, dass sie so harmlos auch wieder nicht sind. Ich gehe lieber auf Nummer sicher und verwende parabenfreies Shampoo. Ich benutze auch keine Haarwaschmittel auf Cremebasis, weil die meine Haare unnötig beschweren, dadurch verlieren sie an Volumen. Ich wasche sie nicht zu häufig, ein paarmal die Woche reicht. Zu häufiges Waschen ist nicht gut für die Haare.

Zu häufiges Waschen ist nicht gut für die Haare.

Außerdem benutze ich höchstens einmal die Woche einen Conditioner und ab und zu eine Haarmaske, aber nur für die Spitzen. Ein Conditioner muss nicht jedes Mal sein, denn wenn man die Haare nach dem Waschen kalt ausspült, hat das erfahrungsgemäß dieselbe Wirkung. Nach dem Waschen fahre ich mir erst vorsichtig mit den Fingern durch die Haare, um sie anschließend behutsam zu kämmen, ohne dass sie brechen. Außerdem achte ich stets sorgfältig darauf, dass meine Pflegeprodukte kein Arganöl enthalten. Meiner Erfahrung nach verpasst es den Haaren einen leichten Gelbstich. Das liegt an dem warmen Glanz, den das Öl dem Haar verleiht. Das ist nicht immer so, sondern von Marke zu Marke unterschiedlich.

Viele Frauen sprechen mich nicht nur auf meine Haarfarbe, sondern auch auf meine Haarlänge an. Sie fragen sich, ob man ab vierzig überhaupt noch lange Haare haben kann. Aber natürlich! Seit der Coronapandemie trage ich mein Haar länger als davor. Die Haarlänge ist eine ganz persönliche Entscheidung: Sie muss zum Gesicht und zur Persönlichkeit passen. Aber mit dem Alter hat das nicht das Geringste zu tun.

Helene spricht mit ...

Friseur **Raymond van den Berg**, Eigentümer der *Ray van den Berg Kappers & Haarwerken*

» Wenn die Haare grau werden, brauchen sie eine andere Pflege. Die hängt selbstverständlich stark von der Haarqualität ab. Natürlich graue Haare enthalten weniger Feuchtigkeit und weniger Protein – Wirkstoffe, die also unbedingt Teil der Pflege sein sollten. Um die richtige Pflege zu finden, sollte man allerdings wissen, welche Frisur oder welchen Schnitt man sich wünscht. Willst du viel Volumen oder eher glatt anliegende Haare, die dein Gesicht umrahmen? Das alles lässt sich mit ganz unterschiedlichen Haarprodukten erreichen. Verwendest du beispielsweise ein Haaröl, wird deine Haarfarbe auf jeden Fall wärmer – goldener oder gelblicher – werden. Wünschst du dir eher einen kühleren, frischen (silbernen) Grauton, solltest du am besten Silbershampoo und -conditio-

ner verwenden. Die enthalten violette oder blaue Pigmente, die den Gelbstich neutralisieren.

Produkte mit violetten Pigmenten wirken langsamer, aber zuverlässiger.

Aber aufgepasst: Viele – vor allem billigere – Produkte enthalten blaue Pigmente.

Benutzt man sie zu oft, können die Haare grünstichig werden. Produkte mit violetten Pigmenten hingegen wirken langsamer, aber zuverlässiger.

Außerdem geht der Trend gerade sehr zu natürlichen Farben ohne Para-Phenylendiamine (PPD) mit veganen Inhaltsstoffen. Aber wenn man grauen Haaren einen schönen, lang anhaltenden glänzenden Ton verleihen will, wird das mit einem zu hundert Prozent natürlichen Produkt niemals möglich sein. Nur mit Henna, aber hier ist das Farbspektrum sehr begrenzt. Möchte man Haaren, die nicht grau sind, einen Grauschimmer verleihen, muss man sie erst intensiv aufhellen. Das natürliche warme/gelbe Pigment sollte möglichst entfernt werden, bevor anschließend eine Tönung im gewünschten Grauton vorgenommen wird. Wie lange so eine Tönung bei aufgehellten Haaren hält, hängt von der Haarqualität und den Produkten ab, die du zu Hause zur Pflege verwendest. Wir raten bei aufgehellten Haaren stets zu Produkten, die das ›Haarinnere‹ reparieren, ohne es zu beschweren.

Damit Letzteres nicht passiert, arbeiten wir in unserem Salon schon seit Jahren mit Produkten, die nicht nur Haarausfall vorbeugen, sondern auch das Haarwachstum stimulieren. Es ist nun mal nicht leicht, Haarausfall und dünner werdendem Haar entgegenzuwirken. Dafür sind gleich mehrere Faktoren verantwortlich.

Für Haarausfall und dünner werdendes Haar sind mehrere Faktoren verantwortlich.

Größtenteils ist es einfach Veranlagung oder vom Hormonhaushalt abhängig. Auch vom Lebensstil und von persönlichen Angewohnheiten. Ob man nun ein Mann oder eine Frau ist, ob man Medikamente nimmt, viel Stress hat oder nicht. Auch Migräne und Nacken- bzw. Schulterverspannungen können dafür sorgen, dass die Haare dünner werden.

Willst du dünne oder feine Haare optisch voller erscheinen lassen, solltest du sie lieber nicht aufhellen. Denn je heller die Haarfarbe, desto dünner wirken die Haare. Durch das Aufhellen werden die Haare auch tatsächlich poröser, trockener und spröder. Aber sogar dafür gibt es natürliche Lösungen in Form von Extensions oder anderen Haarverdichtungsmethoden. Daran kann man lange Freude haben. Ein weiteres Produkt, mit dem man den Haaren mehr Fülle verleihen kann, ist Trockenshampoo. Ein Salzspray hat eine ähnliche Wirkung, doch bei grauen Haaren sollte man es lieber nicht verwenden. Denn obwohl dieses Spray das Haar vorübergehend voller und dicker macht, entzieht es ihm auch Feuchtigkeit, und das möchte man natürlich vermeiden. Also schau genau hin, welche Produkte du benutzt: Das ändert so einiges. Und grundsätzlich gilt: Ein guter Friseur ist das A und O. Er sollte bestens schneiden als auch färben können und dich individuell beraten.«

»Ein guter Friseur ist das A und O.«

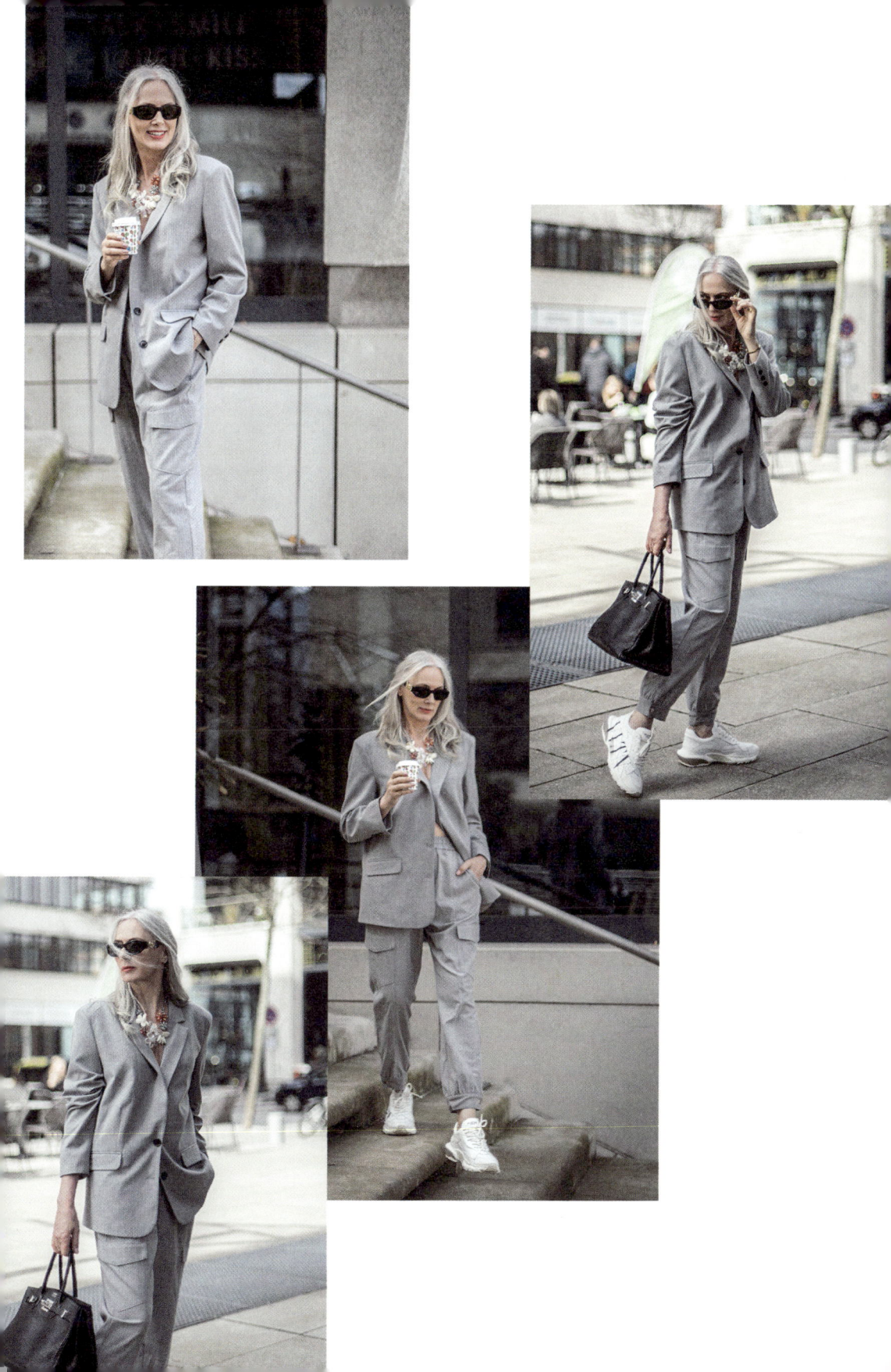

IV

FASHION

Fashion

Fashio

Fashion

Fashion

Fashion

Fashion

Fashion

Fashion

KAPITEL 11

Mode & Styling

PETRA

Ich würde meinen Stil als cool, trendy und elegant mit einem klassischen Twist beschreiben. Im Lauf der Zeit bin ich in Sachen Mode mutiger geworden, ich wage heute viel mehr als früher. Ich liebe es, Designerteile mit High-Street-Marken zu kombinieren. Meine größte Leidenschaft sind Sonnenbrillen, Schuhe und Taschen. Die meisten Leute glauben, dass sie nur gut aussehen können, wenn sie viel Geld haben, weil sie sich dann jede Menge Designerklamotten leisten können. Aber sich von Kopf bis Fuß in ein teures Label zu hüllen, ist langweilig. Ich bin bei meinem Styling viel kreativer und erfinderischer geworden. Und habe außerdem gelernt, dass etwas Sexappeal nicht fehlen darf. Im Grunde finde ich, dass alles erlaubt ist, solange man souverän auftritt. Mode und Alter – beides kennt keine Grenzen. Ich bin nicht fünfzig geworden, um unsichtbar zu werden, aber man muss

> **Man muss schon den Mut haben, aufzufallen.**

schon den Mut haben, aufzufallen. Dank meiner Streetstyle-Shootings bin ich beim Kombinieren immer origineller geworden. Und zwar indem ich oft genau das Gegenteil von dem tue, was ich früher gemacht habe. Hier nur ein Beispiel: Früher habe ich meine Handtasche oft auf meine Schuhe abgestimmt. Heute setze ich eher bewusst Kontraste.

167

Oft lasse ich mich vom Streetstyle inspirieren, zum Beispiel, wenn ich in Hamburg draußen im Café sitze oder auf einer meiner Auslandsreisen bin. Die Streetstyles auf Instagram finde ich interessant. Auch Zeitschriftenartikel, die Outfits für verschiedene Altersgruppen zeigen, sind eine Inspirationsquelle für mich. Was ich da allerdings oft vermisse, sind Modetipps für Frauen über sechzig.

Manchmal mache ich auch Trends mit, weil ich das spannend finde. Ich achte allerdings darauf, dass der Trend zu mir passt, style mich immer auf meine Art. Nehmen wir den Trend der klobigen Sneakers: Auch mit über fünfzig kann man die sehr gut tragen – warum nicht? Aber ich kombiniere sie nicht mehr zum Minirock. Das sieht an einer Zwanzigjährigen super aus. Ich trage sie zu einem Midi-Faltenrock und zu einer coolen kastenförmigen Jacke. So sehe ich mit über fünfzig supercool und modisch aus. Mit Mode kannst du zeigen, dass man in jedem Alter gut aussehen kann. Die Kunst des Weglassens ist auch nicht zu unterschätzen. Zu viel Schmuck, zu viele Designerklamotten, zu viel Make-up erzielen oft das genaue Gegenteil von dem, was man sich wünscht. Es sieht dann nicht mehr stilvoll, sondern zu gewollt aus.

Ich glaube nicht an Dos and Don'ts in Sachen Mode. Mode lebt von Individualität. Es gibt kein bestimmtes Alter, ab dem man auf einmal keinen Bikini oder Minirock mehr tragen kann. Man sollte jedoch genau in den Spiegel schauen, dann bekommt man oft eine ehrliche Antwort auf die Frage, was einem steht. Ist mein Busen noch sexy genug für ein tiefes Dekolletee? Sind meine Arme noch definiert genug für ein ärmelloses Kleid? Sind meine Füße noch schmal genug für High Heels? Wähle Klamotten, die dich von deiner besten Seite zeigen. Ich trage beispielsweise keine Miniröcke oder -kleider mehr, die über dem Knie enden. Auch meine Bikinis lasse ich immer öfter zu Hause. Meine Röcke und Kleider reichen übers Knie, das empfinde ich als elegant.

168

Mit zunehmendem Alter erschlafft die Haut an den Knien – eine Region, die sich nur schwer trainieren lässt. Wenn ich einen kurzen Rock anhabe, *betone* ich meine Knie. Aber warum sollte ich? Da nehme ich doch lieber einen Rock oder ein Kleid, das sie bedeckt. Das ist weniger eine Altersfrage, es geht eher darum, seine Schokoladenseite zu unterstreichen. Deshalb frage ich mich beim Kleiderkauf immer: Zeige ich mich damit von meiner besten Seite? Passt das zu mir, bin ich das? Das ist eine meiner Moderegeln und es gibt noch ein paar mehr:

☞ Mode lebt von Individualität, drückt die eigene Persönlichkeit, den eigenen Geschmack aus. **Bleib stets du selbst!**

☞ Mode soll Spaß machen, **du sollst dich wohlfühlen in dem, was du trägst**, dann stimmt auch die Ausstrahlung.

☞ **Du musst nicht jeden Trend mitmachen.** Spiele lieber mit verschiedenen Trends, die dir gefallen und zu dir passen.

☞ **Frauen haben kein Verfallsdatum,** das Alter ist kein Maßstab in puncto Mode, es geht darum, *wie* man sie trägt.

☞ **Betone deine Stärken.** Nicht jeder Trend ist für jede Figur vorteilhaft.

☞ **Praxistest.** Manche Trends sind unpraktisch, vermeide sie.

☞ **Achte auf klassische Basics in deiner Garderobe.** Die sind meist etwas teurer, halten aber mehrere Jahre und machen viel Freude (im Folgenden findest du meine ultimative Liste).

☞ **Nichts kaufen, nur weil es deiner Freundin so gut steht,** frag dich: Passt das auch zu mir? Werde ich das wirklich anziehen?

169

☞ **Kannst du eine Neuanschaffung mit anderen Teilen deiner Garderobe kombinieren?** Sonst lieber gleich eine Kombi kaufen.

☞ **Im Laufe der Zeit kann sich der Modegeschmack wandeln, das ist ganz normal.** Die Lebensumstände ändern sich und Mode ist stets in Bewegung.

☞ **Wähle die richtigen Farben, die dich zum Strahlen bringen.** Dabei gut auf die Haarfarbe und den Teint achten. Zu grauem Haar passen erstaunlich viele Farben außer Braun und Dunkelviolett, dafür Knallfarben, Grau- und Beigetöne.

☞ **Kombiniere Vintage-Kleidung, die du noch hast, mit Trendteilen.**

Und nicht vergessen: Kleidung, die um Jahrzehnte jünger macht? Gibt es nicht. Das kann auch schiefgehen! Kleidung kann zwar dafür sorgen, dass man ein paar Jahre jünger aussieht, aber pass bitte auf, dass es nicht so wirkt, als wärst du verzweifelt auf der Suche nach einer verlorenen Jugend, denn dann wird es unglaubwürdig. Auch hier gilt: Akzeptiere dein Alter! Hauptsache, du bleibst authentisch.

Kleidung, die um Jahrzehnte jünger macht? Das kann auch schiefgehen!

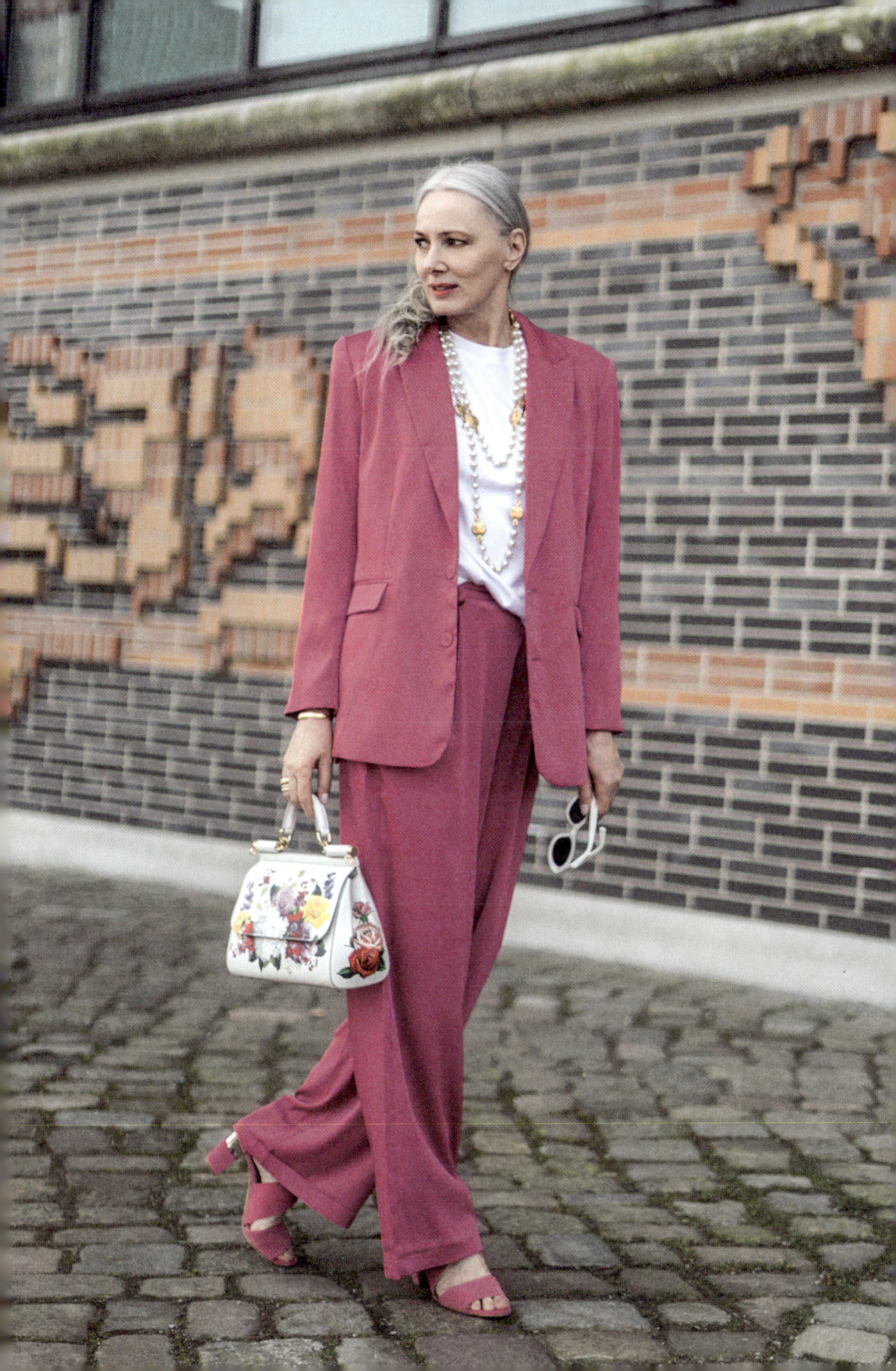

MUST-HAVES

Du brauchst kein dickes Portemonnaie, um stilvoll auszusehen. Aber es lohnt sich, in ein paar richtig gute Basics zu investieren, die etwas teurer sind, und diese um ein paar preiswertere Trendteile zu ergänzen, die jährlich ausgetauscht werden. Dann kannst du die klassischen Basics, die nie aus der Mode kommen, mit Trendteilen kombinieren.

Klassiker, die in keinem Kleiderschrank fehlen sollten, sind:

Der Trenchcoat

Entscheide dich für einen klassischen Schnitt, am besten in Beige. Wenn du ihn dir leisten kannst, ist der von *Burberry* mit dem typischen Karo-Futter der schönste. Der kostet einiges, hält aber auch ein Leben lang. In diesem Stil findest du aber auch günstigere Modelle bei *Zara* oder *H&M*.

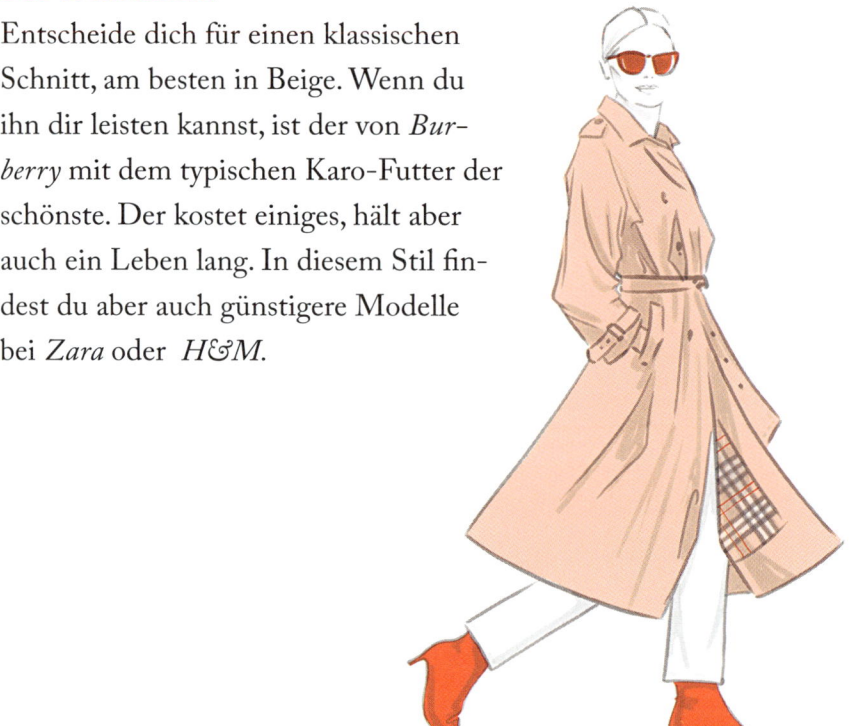

Der Blazer

Auch hier solltest du dich für ein klassisches, leicht tailliertes Modell entscheiden, das den Po knapp bedeckt. Am besten in Schwarz oder Dunkelblau, kamelhaarfarben ist auch schön.

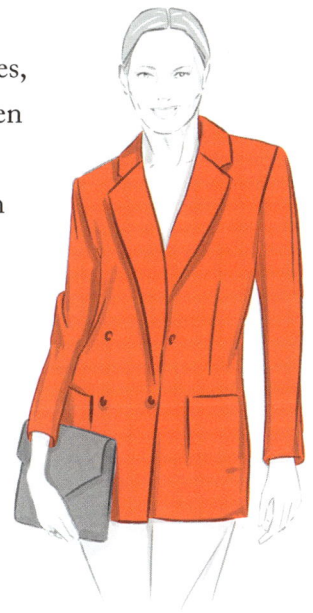

Die Jeans

Natürlich gehört auch eine gute Jeans in den Kleiderschrank. Keine im Baggy-Style oder mit Rissen nehmen, denn das sind Trends. Lieber eine zeitlose, hochwertige Jeans kaufen, die Jahre hält. Damit meine ich eine klassische Levis 501, aber auch H&M hat viele schöne Basics. Die richtige Jeans, die deiner Figur schmeichelt, ist nicht leicht zu finden. Es gibt so viele Schnitte und Größen! Lass dich also von einem oder einer guten Verkäufer:in oder Stylist:in beraten.

173

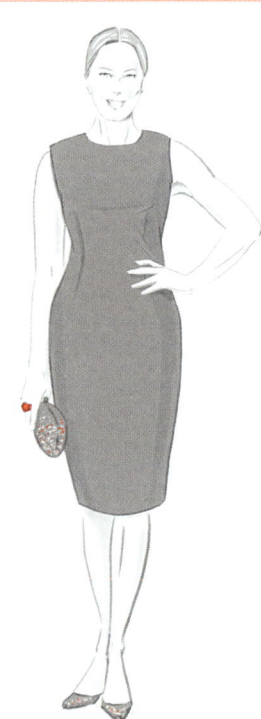

Das Kleine Schwarze

So ein Kleid ist schön, elegant, chic und taugt für jeden Anlass. Ob es nun bis zum Knie geht, darüber oder darunter endet, spielt keine Rolle. Ich selbst nehme gern eines, das knapp bis zum Knie reicht. Als Ausschnitt bevorzuge ich einen Rundhals- oder U-Boot-Ausschnitt. Aber bitte nicht zu eng, das betont, dass die Haut am Hals nicht mehr so straff ist. Egal für welchen Stil du dich entscheidest: Das Kleine Schwarze passt immer und sieht immer gut aus. Ein Musthave in deiner Garderobe.

Die weiße Bluse

Investiere in eine gerade geschnittene Bluse von guter Qualität. Nicht tailliert, aber auch nicht zu weit. Du kannst die weiße Bluse ganz unterschiedlich tragen. Für einen klassischen Look steckst du sie in die Hose (straff oder ein bisschen locker, mit Gürtel sieht das sehr gut aus) oder aber halb drin, halb draußen für einen lässigen Look. Du kannst sie auch über der Hose tragen (das sieht mit einer Weste am besten aus; für ein modisches Styling solltest du die Taille betonen, indem du die Bluse seitlich in die

Hose steckst). Oder du trägst sie ganz über der Hose, dazu einen großen, breiten aber auffälligen Gürtel, der auf der Hüfte sitzt (also nicht in der Taille, sondern tiefer). Willst du kein Geld für eine weiße Bluse ausgeben, kannst du dir auch ein Hemd von deinem Mann ausleihen. Der Oversize-Look sieht mit einem Gürtel ganz toll aus.

Der Kamelhaarmantel

Noch so ein Klassiker: Der kommt nie aus der Mode und ist deshalb eine gute Investition. Meinen Kamelhaarmantel habe ich schon zwölf Jahre. Nimm ein Modell, das knapp übers Knie reicht oder aber bis zu den Knöcheln. Ein Doppelreiher ist toll, aber ein Einreiher passt genauso gut.

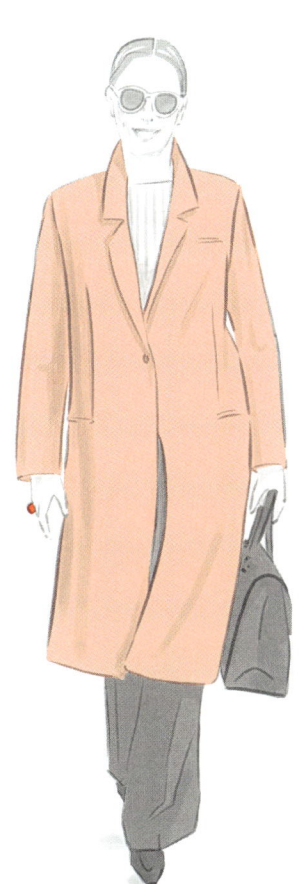

175

Shapewear

Investiere in gute Shapewear, die macht figürlich so viel aus! Kauf ein paar Miederhöschen. Die ziehst du unter einem Rock oder einer Hose an. Und schaff dir ein paar hochtaillierte, bis zu den Brüsten reichende Pantys an, die sich vor allem für (Abend-)kleider eignen. Dein Körper ist toll in Form, wenn alles eine klare Linie hat. Pass auf, dass du die Shapewear nicht zu klein kaufst. Oft sorgt ein zu enges Höschen dafür, dass Fettpölsterchen an Po oder Hüfte woandershin wandern … was dich erst recht dick wirken lässt. Kauf also einfach ein Höschen in deiner ganz normalen Größe. Und achte darauf, dass es keinen dicken Saum hat, der zeichnet sich sonst unter Hose oder Rock ab.

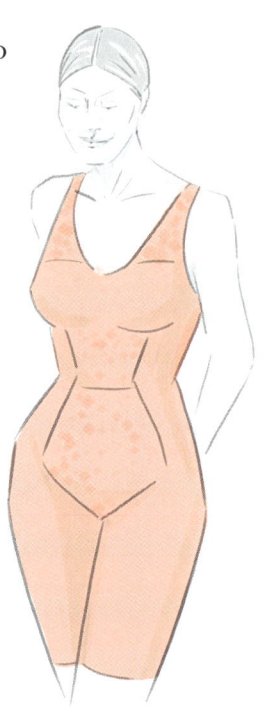

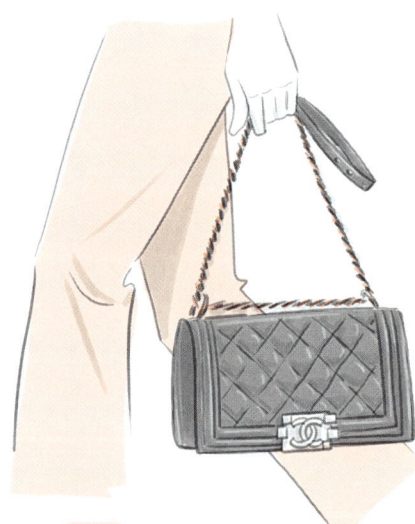

Die Designerhandtasche

Investiere in einen Klassiker: in eine zeitlose Chanel-, Dior- oder *Louis-Vuitton-Tasche*. Das sind Teile, die du auch *second hand* kaufen kannst. Daran wirst du noch Jahre Freude haben.

Boots und Pumps

Genau wie in eine gute Handtasche investiere ich immer auch in gute Schuhe. Mein Rat lautet: Kauf ein hochwertiges Paar Stiefel für den Winter und ein Paar Designerpumps für Partys und festliche Anlässe. Deine Schuhsammlung ergänzt du dann um bezahlbarere Teile, die dafür sorgen, dass du Trends mitmachen kannst. Was Boots und Pumps

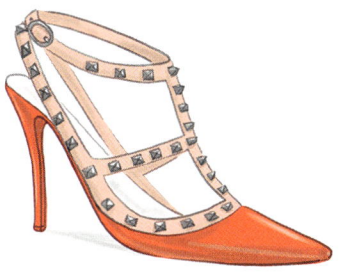

angeht: Entscheide dich für zeitlose Modelle. Ich persönlich finde die Valentino-High Heels mit Nieten fantastisch. Sie kosten viel Geld, kommen aber nicht aus der Mode. Lieber einmal ein richtig gutes Paar anschaffen als mehrere Paare, die du kaum trägst.

Die Sonnenbrille

Eine gute Sonnenbrille ist ein Must. Ich bin süchtig nach Sonnenbrillen, deshalb übertreibe ich es damit manchmal ein bisschen – das sagt zumindest mein Mann.

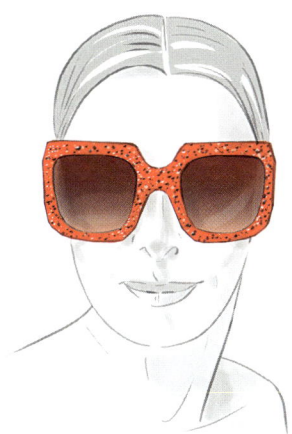

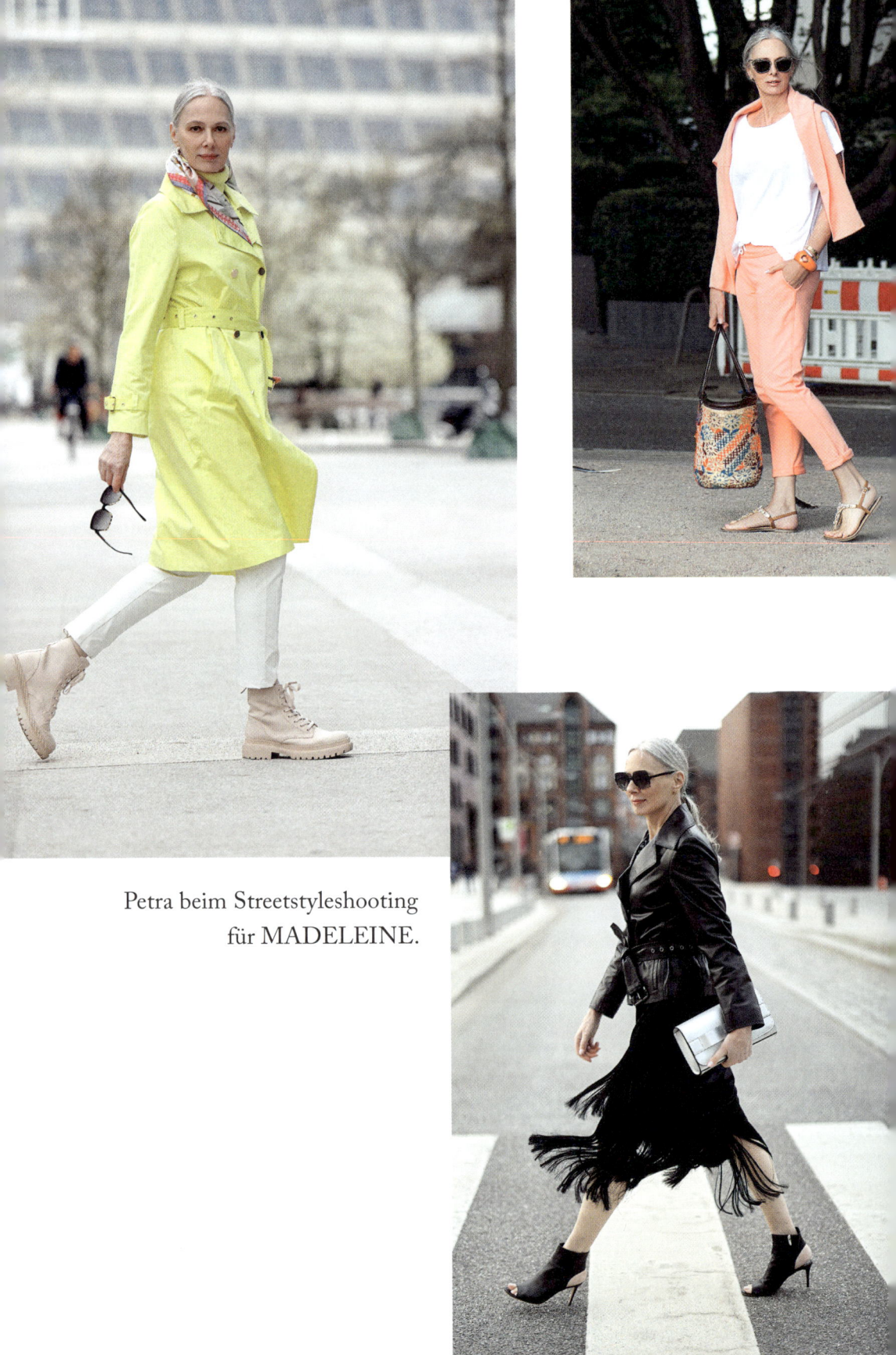

Petra beim Streetstyleshooting
für MADELEINE.

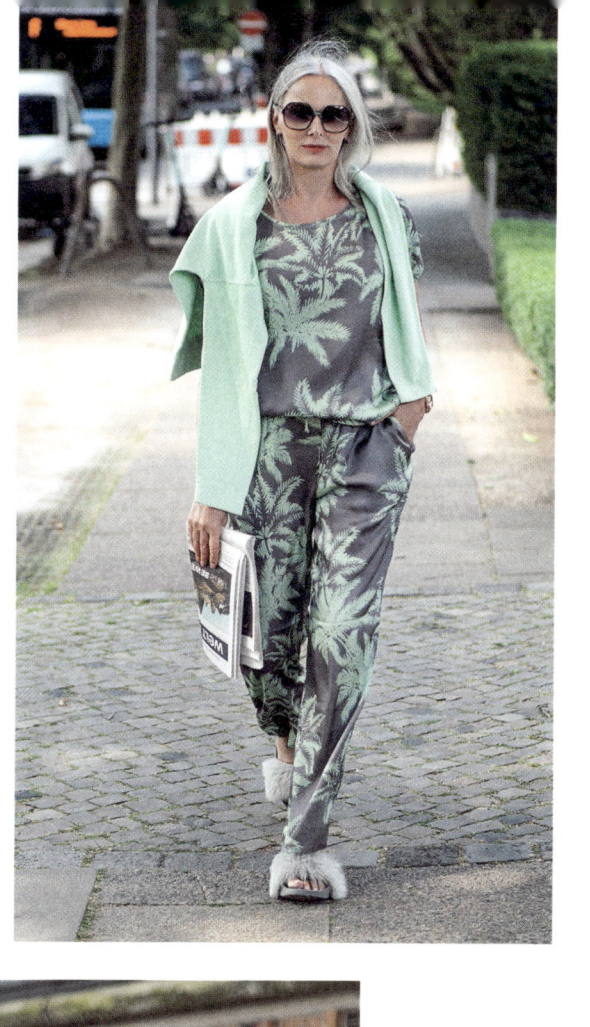
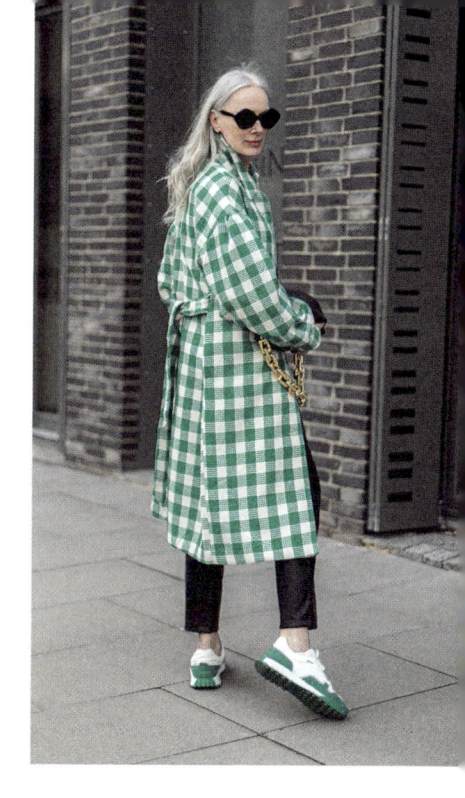
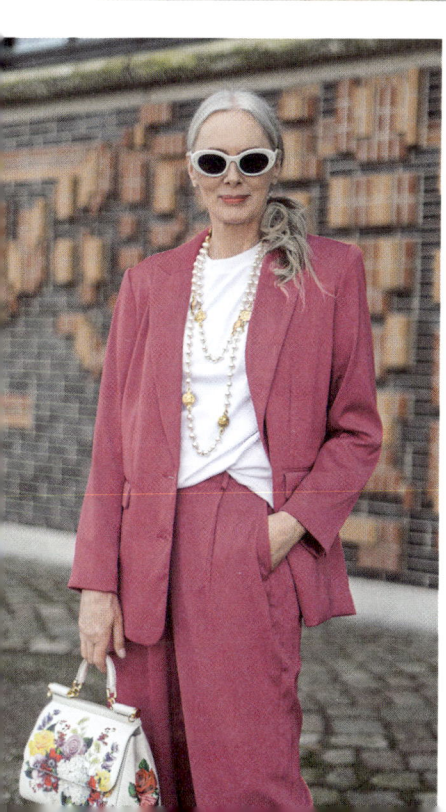
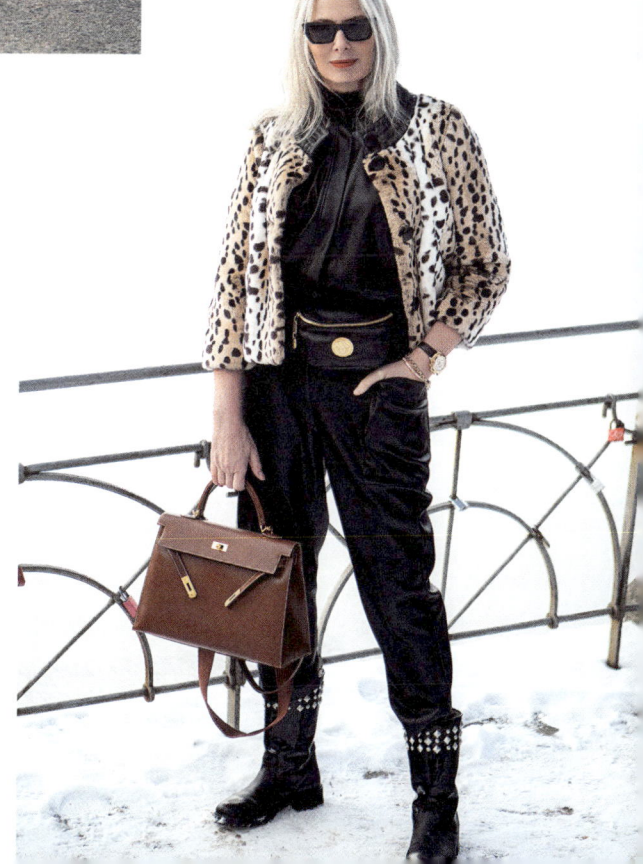

Helene spricht mit ...

50+-Modespezialistin **Anita Willemars**,
Modechefin der Zeitschrift *Nouveau*

» Ich habe drei goldene Regeln: Die erste lautet: **Alles ist erlaubt**. Eine Lederhose? Aber natürlich! Ein BH-Top oder ein sichtbarer Bralette? Warum nicht. Nur dass man die Teile mit über fünfzig etwas anders kombiniert als mit zwanzig. Trug man mit Anfang zwanzig ein enges, knappes Top zu einer Lederhose, war das wunderbar, heute trägt man es lieber mit einer schönen weiten Bluse darüber. **Ist ein Kleidungsstück sehr gewagt oder hast du Zweifel? Dann kombinier es immer mit etwas Klassischem, mit einem eleganten Teil.** Das ist meine goldene Regel Nummer 1. Willst du einen schönen Spitzen-BH oder ein Bralette zeigen? Dann bitte nicht auch noch den Bauch, sondern eine locker geknotete Bluse darüber tragen. Es gibt so viel Möglichkeiten, ein Kleidungsstück, das du schön und hip findest, dennoch zu tragen, ohne es zu übertreiben, ohne zu nackt oder ›zu jung‹ zu wirken. Ein großer Vorteil des Älterwerdens besteht darin, dass du weißt, was dir steht.

> Ein großer Vorteil des Älterwerdens besteht darin, dass du weißt, was dir steht.

Du bist selbstbewusster, hast deinen Körper und dich akzeptiert und weißt, was dir steht und was nicht. Meine Kinder zum Beispiel sind Anfang zwanzig und sie sind toll, aber viel unsicherer. Sie verlieren modisch schon den Mut, nur weil sie ihre Beine zu blass oder ihre Haut zu unrein finden. Meine Güte, bin ich froh, dass ich mir um solche Dinge keine Gedanken mehr mache.

Meine goldene Regel Nummer 2: **Immer für etwas Farbe sorgen**. Die Haut wird leider mit dem Alter immer fahler, Schwarz oder Weiß wirken meiner Meinung nach etwas trist. Deshalb sollte man diese Farben mit einem knalligen Accessoire kombinieren, mit einem Tuch oder mit schönem Lippenstift. Das wirkt gleich viel frischer. Was auch hilft, sind Peelings. Davon bekommt der Teint gleich einen fantastischen Glow. Trägst du ein schönes ärmelloses Oberteil oder Kleid, massiere doch die Arme kurz mit einem Peelingtuch: Dann sieht das Kleid gleich viel besser aus.

Regel Nummer 3: **Express yourself**. Habe keine Angst, du selbst zu sein, dich mit deinem eigenen Stil zu positionieren. Akzeptiere deinen Körper, wir kriegen alle Falten, einen weniger straffen Bauch und Winkfleisch an den Oberarmen. Wenn du etwas wirklich nicht leiden kannst, dann bedecke oder kaschiere es. Aber vergiss nicht, dass es jede Menge Möglichkeiten gibt, die Figur mit Kleidung und Accessoires ganz anders wirken zu lassen. Ärgerst du dich über zu wenig Taille? Dann versuch es mal mit einem Blazer oder einem Mantel mit Schulterpolstern und trag trotzdem einen Taillengürtel. Oder du ziehst einen Bleistiftrock an. Und schon sieht es so aus, als hättest du sehr wohl eine Taille! Auf diese Weise sorgst du für neue und andere Hingucker. Die Mode ist ein Spiel: Probier einfach aus, was dir steht, und schau, was dir Freude macht und was nicht.

Die Mode ist ein Spiel.

Mit zunehmendem Alter drückst du durch deine Kleidung auch deine Persönlichkeit aus. Mode ist nämlich etwas sehr Persönliches. Wer bist du? Wofür möchtest du stehen? Von diesem eigenen, selbstbewussten Stil aus kannst du so viele Ausflüge zu neuen, tollen, verrückten, gewagten Trendteilen machen, wie du willst. Kombiniere wild drauflos und hab keine Angst.«

KAPITEL 12

Roter Teppich und Mode-Shootings

PETRA

Wenn ich eine Veranstaltung besuche, erst recht, wenn es sich um ein Roter-Teppich-Event handelt, bereite ich mich sorgfältig darauf vor. Dann bin ich bestimmt zweieinhalb Stunden mit meiner Frisur und meinem Make-up beschäftigt. Vorausgesetzt, ich kümmere mich darum, natürlich, denn manchmal werde ich professionell gestylt. Aber meist mache ich das selbst.

Der rote Teppich

Schon lange im Vorfeld mache ich mir über mein Outfit Gedanken. Dabei berücksichtige ich natürlich den Dresscode der Veranstaltung. Oft ist es eine Gala, auf der ein langes Abend- oder Cocktailkleid erwünscht ist. Letzteres ist meist bei Film- oder Musicalpremieren der Dresscode. Entweder ich kaufe das Kleid selbst oder werde von einem oder einer Designer:in eingekleidet. Wenn ich weiß, welches Kleid ich trage, überlege ich, welche Accessoires ich damit kombinieren will: Schuhe, Handtasche und Schmuck. Schmuck ist kein Muss; ob ich welchen anlege, hängt ganz von meinem Kleid ab. Dabei gilt: auffälliges Kleid, kein Schmuck und keine Uhr. Schlichtes Kleid, Schmuck und eine edle Uhr (aufgepasst: Auf einer Gala oder Cocktail-Party trägt man eine kleine Uhr und keine großen Modelle). Bei Schmuck gilt: *less is more*. Man muss sich entscheiden. Wenn ich eine auffällige Kette oder ein auffälliges Collier anlege, trage ich keine Ohrringe.

Wenn ich Schmuck trage, halte ich die Fingernägel gern neutral, damit er besser zur Geltung kommt. Oft wähle ich ein helles Beige. Natürlich müssen die Nägel für so ein Event gut gepflegt und lackiert sein. Die Zehennägel lackiere ich oft in der Farbe des Kleides.

Unter meinem Kleid trage ich stets Shapewear. Obwohl ich schlank bin, sieht es besser aus: Nichts zeichnet sich ab und dort, wo die Kleidung etwas zu eng sitzt, sorgt Shapewear dafür, dass es doch perfekt passt. Sie kann einem Kleid das gewisse Etwas verleihen. Trage ich ein Kleid mit Dekolletee, klebe ich es mit doppelseitigem Klebeband fest. Auf einem Event möchte man sich schließlich frei bewegen können. Ist mein Kleid rückenfrei oder hat es ein tiefes Rückendekolletee, kann ich keinen normalen BH darunter tragen. Dann entscheide ich mich für einen durchsichtigen, der angeklebt wird – einen Klebe-BH. Aber aufgepasst: Wenn es heiß ist und man ein bisschen schwitzt, gerät dieser BH ins Rutschen. Also darauf achten, dass du immer Talkumpuder in der Handtasche hast, damit du ihn auf der Haut verteilen kannst. So bleibt der Klebe-BH an Ort und Stelle.

Steht mein gesamtes Outfit, denke ich über Frisur und Make-up nach.

Für das Make-up trage ich als Basis eine gute Tagescreme auf. Dann schminke ich die Augen. Bei Roter-Teppich-Events entscheide ich mich oft für *smokey eyes*. Das Blitzlicht der Kameras entzieht dem

Gesicht viel Farbe. Deshalb umrande ich die Augen mit einem sehr dunklen Kajal, dicht am Wimpernkranz. Dann verleihe ich meinen Wimpern mit der Wimpernzange Schwung. Anschließend klebe ich falsche Wimpern auf. Man kann sie am Stück kaufen, aber dann müssen sie genau zum Wimpernkranz passen, weshalb ich lieber Einzelwimpern kaufe. Ich klebe sie mit etwas Wimpernkleber zwischen meine eigenen. Dann verwende ich Mascara: erst eine Schicht Base-Coat-Mascara in Weiß für das Volumen, anschließend eine in Schwarz. Dann ist der Eyeliner dran und ich verdichte meine Brauen. Ich kenne einen Trick für offener wirkende Augen: In den Augenwinkeln trage ich mithilfe eines Pinsels einen helleren Lidschatten auf, und zwar nur in dem kleinen Dreieck des Augenwinkels, nur einen halben Zentimeter.

Gegen Tränensäcke und dunkle Ringe unter den Augen trage ich Concealer auf, den ich mit ein wenig Augencreme vermengt habe, denn sonst trocknet die Haut aus und die Falten fallen noch mehr auf. Anschließend trage ich die Flüssigfoundation mit einem Schwämmchen auf. (Tipp: Einen Beautyblender in Ei-Form verwenden, der oben spitz zuläuft. Denn damit kommt man bis an die Ohrläppchen und zwischen die Wimpern, ohne sich die Haare vollzuschmieren.) Bitte den Hals nicht vergessen, vor allem den Teil unter dem Kinn.

Bitte beim Make-up den Hals nicht vergessen.

Der kommt nicht in die Sonne und ist stets heller. Dann verwende ich ein wenig Puder, den ich mit einem Puderpinsel auftrage (Tipp: gut abklopfen!). Ich verteile ihn im ganzen Gesicht, danach kommt das Rouge, mit dem ich meine Wangenknochen betone.

Anschließend ziehe ich die Lippen nach – erst umranden, dann ausmalen. Ich arbeite von unten nach oben, damit ich die Kontur gut sehen

185

und meine Lippen etwas voller machen kann. Zum Schluss trage ich den Lippenstift mit einem Pinsel auf. Die Lippenstiftfarbe hängt von meinem Outfit ab. Mein Lipliner hat oft dieselbe Farbe wie mein Lippenstift, manchmal ist er etwas heller, aber nie dunkler. Mit meinem kleinen Finger streiche ich von den Mundwinkeln nach innen und mit einem Wattestäbchen über die Vertiefung in der Mitte meiner Oberlippe, um den Amorbogen zu betonen. Anschließend alles kurz mit einem Kosmetiktuch abtupfen und ein klein wenig Lipgloss auftragen, aber nur drei Punkte in die Lippenmitte setzen. Ich verteile ihn nicht mehr über die gesamten Lippen, das finde ich *too much*.

Nach dem Make-up mache ich mir die Haare. Ich wasche sie am Abend zuvor, denn am selben Tag wären sie zu fein und zu fliegend. Und auf einem Event mag ich es lieber fest anliegend. Man will sich schließlich nicht dauernd fragen müssen, ob es noch gut sitzt, es *muss* sitzen. Mein *signature hairstyle* ist sehr klassisch: eine Knotenfrisur. Sie unterstreicht die Persönlichkeit. Ein bisschen Haarlack sorgt dafür, dass keine losen Härchen abstehen. Sitzt die Frisur, prima. Aber an einigen Tagen brauche ich etwas mehr Volumen am Hinterkopf, dann ist Trockenshampoo die Lösung. Zum Schluss trage ich noch eine leicht getönte Bodylotion auf, damit die Haut schön strahlt.

Eine goldene Regel lautet: entweder oder. Trägst du auffälligen Lidschatten, dann bitte einen dezenteren Lippenstift wählen. Ist das Make-up dominant, sorge für eine schlichte Frisur. Aber manchmal kümmere ich mich nicht um diese Regeln – Regeln sind schließlich auch dazu da, gebrochen zu werden. Ich bin zum Beispiel ein Riesenfan von *smokey eyes* **und** roten Lippen. *BAM!* Das sorgt für Mega-Sexappeal! Dann binde ich das Haar zum Knoten, trage ein schlichtes, elegantes Abendkleid und bin bereit.

Entweder Augen oder Lippen betonen.

186

Ganz wichtig ist die Reihenfolge, in der ich mich für den roten Teppich zurechtmache. Ich lege stets zuerst das Make-up auf, mache dann die Haare und schlüpfe danach in mein festliches Outfit. Denn wenn du dich in deinem schönen Kleid schminkst, bekommt es garantiert Knitterfalten. Solltest du Angst haben, dass das Make-up kaputtgeht, wenn du dein Kleid anziehst, dann habe ich einen guten Tipp: das Kleid nicht über den Kopf ziehen, sondern reinsteigen. Das funktioniert am besten. Sollte das bei einem bestimmten Modell nicht möglich sein, legst du dir einfach ein Tuch aufs Gesicht, dann färbt die Schminke nicht ab. Achte darauf, dass jemand da ist, der dir helfen kann, eventuelle Reißverschlüsse oder Knöpfe am Rücken zu schließen. In der Handtasche trage ich stets Puder bei mir, um mein Gesicht regelmäßig abzupudern, damit meine Haut nicht glänzt. Man kann auch dünnes Puderpapier einstecken, das ist praktisch und braucht nicht viel Platz. Es ist wichtig, Stirn, Nase und Nasenflügel immer mal wieder abzupudern. Wenn ich damit fertig bin, werfe ich einen letzten Blick in den Spiegel. Sitzt alles gut, weiß ich: auf zum roten Teppich!

> Stirn, Nase und Nasenflügel immer mal wieder abpudern.

Ein Modeshooting oder eine Fashion-Show

Auch Modeshootings oder Fashion Shows erfordern die nötigen Vorbereitungen. Wenn ich modele, stehe ich morgens eine Stunde früher auf als sonst. Denn sollte ich an diesem Tag mit müden Augen aufwachen, möchte ich noch genug Zeit haben, um etwas dagegen zu unternehmen. Dann lege ich oft Gel-Pads auf die Augen. Die versorgen die Haut unter den Augen mit Feuchtigkeit und lindern so Tränensäcke und kleine Fältchen. Man bekommt dadurch gleich einen viel frischeren Blick. Doch aufgepasst: Die Gel-Pads müssen im Kühlschrank gekühlt werden, nicht im Gefrierfach. Denn dann kleben sie an den

187

Augen fest. Ein oft genutzter Model-Trick ist Hämorrhoidensalbe, die Schwellungen unter den Augen zurückgehen lässt.

Außerdem trage ich vor einem Shooting oder einer Schau Stützstrümpfe. Ich habe ein schwaches Bindegewebe, und die Strümpfe helfen mir, wenn ich lange stehen muss. Ich weiß, Stützstrümpfe, das hört sich grässlich an, alles andere als sexy. Sie stigmatisieren einen sofort als »alt«. Aber sie funktionieren ausgezeichnet, denn sie sorgen dafür, dass ich keine schweren Beine durch Wassereinlagerungen bekomme. Ich trage nicht nur Stützstrümpfe, sondern inzwischen sogar noch häufiger Stützstrumpfhosen und lasse sie gern am Set an, wenn ich geschminkt werde, und zwar bis kurz vor dem Shooting. Und wenn die Beine manchmal während der Aufnahmen anfangen zu schmerzen, lege ich sie zwischendurch hoch. Man braucht sich dafür nicht zu schämen. Am Set stört das niemanden. Die Leute wissen schließlich, dass sie eine Sechzigjährige gebucht haben. Tipp: Stützstrümpfe tragen sich übrigens auch angenehm beim Sport oder auf Flugreisen, um Thrombosen vorzubeugen.

Als Model ist es selbstverständlich, sich vor einem Shooting darum zu kümmern, dass Achseln und Beine rasiert sind. Und dass Hände, Füße und Nägel gut gepflegt sind. Schwielen an den Fersen sind beispielsweise tabu. Die Nägel bleiben unlackiert. Haarewaschen am Vorabend ist ein absolutes Muss.

Am Tag des Shootings müssen die Haare sauber und frei von Pflegeprodukten sein. Man trägt auch kein Make-up. Ich lege nur ein bisschen Tages- und Augencreme auf. Für ein Shooting zieht man stets hautfarbene Unterwäsche an, die mehr oder weniger dem eigenen Hautton entspricht. Ansonsten habe ich Folgendes dabei:

Haarewaschen am Vorabend ist ein absolutes Muss.

188

einen trägerlosen BH, Shapewear, ein Set schwarze und ein Set hautfarbene Unterwäsche, einen Bademantel und Pantoffeln (so Hotelpantoffeln). Und zu guter Letzt: Bitte nie Socken mit Bündchen anziehen, da diese gern Abdrücke auf der Haut hinterlassen. Im Grunde muss man dafür sorgen, dass der Körper eine Art weiße Leinwand ist, die erst während des Shootings mit Kleidung und Schmuck bemalt wird.

Roter-Teppich-Events, Modeshootings oder Fashion-Shows: All das klingt natürlich hochglamourös (und ist es oft auch). Es macht aber auch viel Arbeit. Und erfordert eine entsprechende Vorbereitung. Das gehört dazu und bringt auch Spaß. Wenn man sich Mühe gibt, wirklich gut auszusehen, wird man reich dafür belohnt – etwa wenn ich danach wirklich stolz auf die Fotos bin, die von mir gemacht wurden. Es ist zeitaufwendig, aber die Mühe absolut wert.

Der rote Teppich
Modeshootings
Fashion-Shows

189

Meine Tipps für den roten Teppich

- Überprüfe, dass kein Lippenstift an den Zähnen ist.

- Achte darauf, dass das Gesicht nicht zu stark glänzt; Stirn, Nase und Kinn abpudern.

- Konturiere die Lippen mit ein wenig Concealer, dann wirken sie voller.

- Finger weg von (zu) dunklem Lipliner, er sollte stets zur Lippenstiftfarbe passen.

- Trage keine glänzenden Strumpfhosen, da sie die Beine kräftiger wirken lassen. Lieber matte Strumpfhosen nehmen.

- Wirst du fotografiert? Leg eine kurze Pause für den oder die Fotograf:in ein, damit er oder sie das Bild machen kann.

- Achte darauf, dich nie unter eine Lampe zu stellen. Das von oben einfallende Licht wirft tiefe Schatten unter Augen, Nase und Kinn.

- Von zu viel Blitzlicht geblendet? Dann zwischendurch kurz nach unten schauen, so bekommst du wieder einen klareren Blick.

- *Last but not least*: Halte dich stets an den Dresscode des Gastgebers.

190

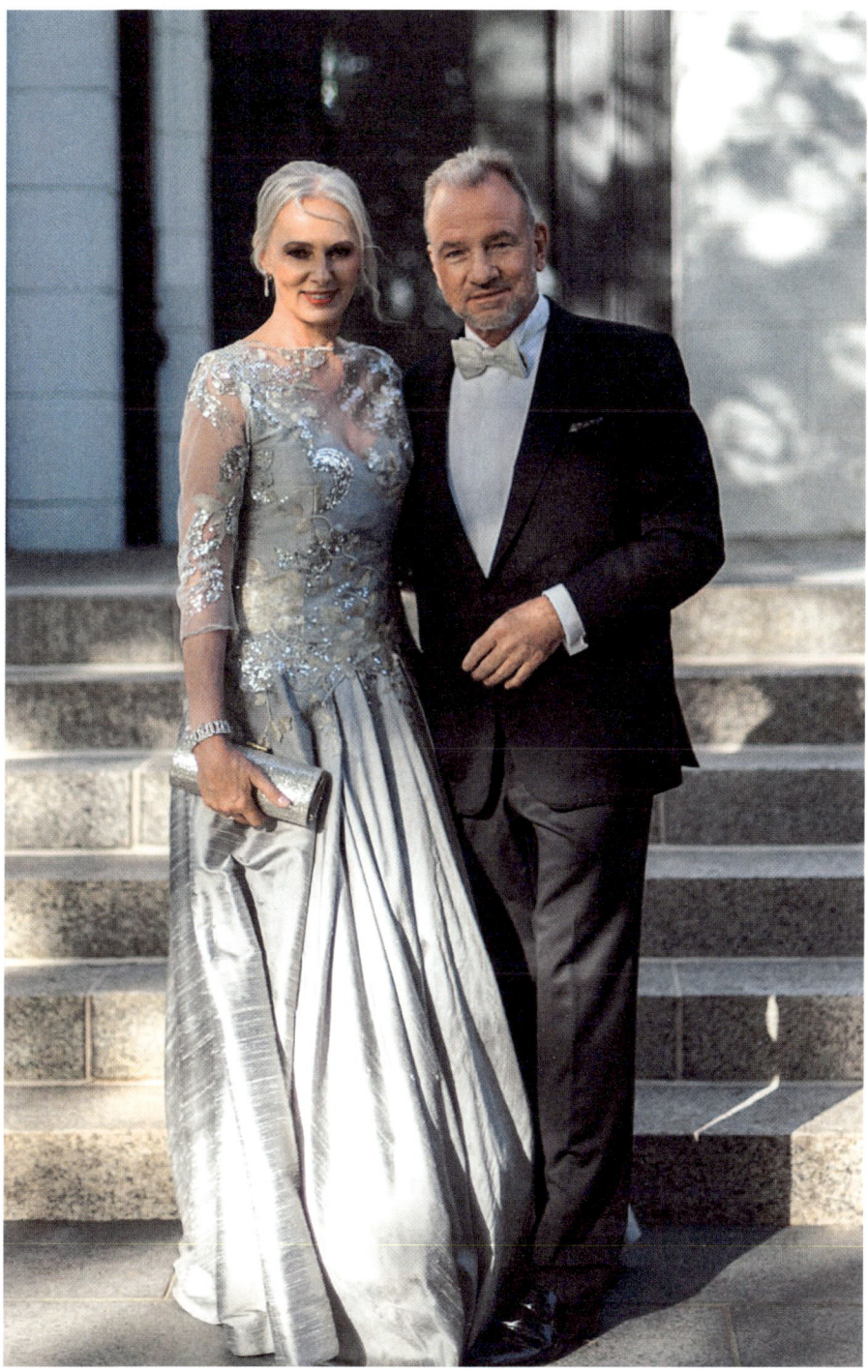

KAPITEL 13

So wichtig sind Vorbilder

PETRA

J ede:r von uns braucht Vorbilder. Menschen, die man bewundert, zu denen man aufsieht, von denen man etwas lernen kann. Menschen, die einem zeigen, dass alles möglich ist, dass man seine Träume wahr werden lassen kann. Menschen, die einem genau den Schubs geben, den man braucht.

Heute gibt es andere Vorbilder als früher. Damals schlüpfte eine junge Frau automatisch in die Rolle ihrer Mutter. Sie war das klassische Vorbild, durch das man lernte, als Frau der Kinder wegen zu Hause zu bleiben, für die Familie zu sorgen und sich um den Haushalt zu kümmern. Heute sind Frauen gleichberechtigt und übernehmen die unterschiedlichsten Rollen – privat wie beruflich. Die Frau von heute bestimmt selbst über ihr Leben und hat generell eine völlig andere Einstellung

Die Frau von heute bestimmt selbst über ihr Leben.

als ihre Mutter. Vorbilder findet man überall: in der Familie, in der Arbeit in Form eines Mentors oder in den sozialen Medien – jemand, den man bewundert und dem man folgt. Entscheide dich für Vorbilder, die zu dir passen, die dich dazu inspirieren, im Leben weiterzukommen.

Ein paar Frauen inspirieren mich ganz besonders:

Das amerikanische Model Carmen Dell'Orefice ist ein absolutes Vorbild für mich. Sie ist 89 und immer noch sehr gefragt. Dass sie in ihrem Alter nach wie vor in der Branche aktiv ist, finde ich bewundernswert. Carmen sieht zu jeder Tageszeit elegant aus. Wenn sie einen Raum betritt, drehen sich alle nach ihr um: Da hat wirklich jemand einen Auftritt! Vor ein paar Jahren habe ich sie in Köln kennengelernt, als wir auf demselben Mode-Event waren. Wie sich herausstellte, übernachteten wir auch im selben Hotel. Als mein Mann Michael und ich morgens im Frühstücksraum saßen, tauchte sie plötzlich auf. Ich ging auf sie zu, um mit ihr zu plaudern. Ich erzählte ihr, dass sie ein echtes Vorbild für mich ist, und sie war supernett. Sie sah morgens beim Frühstück genauso aus wie auf jedem ihrer Fotos: perfekt gestylt, absolut gepflegt. Zu mir sagte sie: »You're gorgeous, are you a model?« Als ich bejahte, erwiderte sie: »Of course, you have a beautiful bone structure.« Ich werde diesen Moment nie vergessen, es ist so etwas Besonderes, das von einem Vorbild gesagt zu bekommen. Wir haben ein gemeinsames Foto gemacht, das ich noch heute hüte wie einen Schatz.

> **Wenn sie einen Raum betritt, drehen sich alle nach ihr um.**

Carmen ist genau wie ich ein *gray hair model*. Sie war diesbezüglich eine echte Pionierin in Amerika. In anderen Dingen unterscheiden wir uns sehr: Ich bin eine Verfechterin von *natural beauty*, während Carmen alles Mögliche an sich hat machen lassen. Sie spricht völlig offen über ihre kosmetischen Eingriffe und das respektiere ich. Ein berühmtes Zitat von ihr lautet: »Wenn bei Ihnen zu Hause die Decke einstürzt, reparieren Sie die doch auch?« Sie hat also viel Humor. Und ich muss sagen: Ihre Eingriffe sind gut gemacht, sie sieht fantastisch aus.

Ein weiteres Vorbild für mich ist Lauren Hutton. Einen größeren Unterschied zu Carmen kann es eigentlich kaum geben, denn Lauren steht für Natur pur. Sie ist ganz natürlich wunderbar gealtert. Zum Modeln kam sie schon als ganz junge Frau und übt den Beruf mit 77 immer noch aus. Ich kann mich noch gut daran erinnern, wie ich sie als Teenager und mit Anfang zwanzig in den Zeitschriften sah und dachte: Das will ich auch. Sie hat mich inspiriert und tut es bis heute. Erst letztes Jahr war sie auf dem Cover der *Vogue Italia*, was in ihrem Alter wirklich etwas ganz Besonderes ist. Was ich auch so besonders an Lauren finde: Sie bleibt immer vollkommen sie selbst. Sie hat eine Lücke zwischen den Vorderzähnen, über die sie schon als junge Frau sagte: Ich werde nichts daran machen lassen, die gehört einfach zu mir. Tatsächlich ist sie zu ihrem Alleinstellungsmerkmal geworden. Genau diese vermeintliche Unvollkommenheit hat sie Karriere machen lassen. Wie toll sie nach wie vor aussieht! Wenn ich sie mir heute so ansehe, denke ich: So kann man also auch alt werden. Das gibt Hoffnung und macht Mut.

Noch so ein fantastisches Vorbild ist die hundertjährige (!) Iris Apfel, eine Modeikone, Geschäftsfrau und Innenarchitektin. Es ist wirklich unglaublich, wie rührig sie noch ist. Es vergeht kein Tag, an dem sie nicht aktiv wird. Sie war schon eine Influencerin, als es das Wort noch gar nicht gab. Wenn sie einen neuen

> Iris ist ein Paradiesvogel, sie ist für ihre auffälligen Outfits berühmt.

Lippenstift lanciert, ist der im Nu ausverkauft. Sie schreibt auch Stil-Ratgeber und ihre Outfits wurden bereits vom Metropolitan Museum in New York ausgestellt. Iris ist ein Paradiesvogel, sie ist für ihre auffälligen Outfits berühmt.

Für sie gilt: Je auffälliger desto besser. Sie zeigt, wie farbenfroh man älter werden kann, und das finde ich großartig.

195

Ich habe einen schönen roten Mantel, der viel Aufsehen erregt. Wenn ich ihn anziehe, bin ich wie ein Pfau. Erst neulich sah ich ein Foto von Iris im gleichen Mantel, sie hat ihn also auch! Iris ist völlig egal, was andere von ihr denken. Sie zieht an, was ihr gefällt. Ihre Botschaft lautet: So bin ich, und wenn ihr mich nicht sehen wollt, müsst ihr eben den Blick abwenden. Daran können sich viele Frauen ein Beispiel nehmen. Wie viele Bewunderinnen sie hat, merkt man auch an den zahlreichen Reaktionen, die sie auf ihre Instagram-Fotos bekommt. Iris hat Courage. Sie traut sich, gegen den Strom zu schwimmen. Und sie strahlt auf jedem Foto. Um Iris kommt man einfach nicht herum. Und sie ist hundert, das muss man sich mal vorstellen: hundert. Wenn ich sie sehe, denke ich mir: Ich hab noch alle Zeit der Welt.

Weil ich weiß, wie wichtig Vorbilder sind, freue ich mich immer wieder, dass ich das für andere Frauen ebenfalls bin. Ich merke es an den vielen Reaktionen, Fragen und Komplimenten, die ich in den sozialen Medien bekomme. Frauen sagen, wie begeistert sie sind, dass ich mit über fünfzig so stilvoll gekleidet bin, dass ich so ein aktives Leben führe. Ich merke, dass mein Stil vielen gefällt. Wenn ich ein Foto mit einem bestimmten Outfit poste, bekomme ich garantiert Fragen wie »Woher stammt der Mantel?«, »Welche Hosenmarke ist das?«. Aber die Frauen

Alles, was man sich erträumt, kann auch wahr werden.

bitten mich auch um Tipps und Ratschläge, zum Beispiel in Bezug auf graue Haare. Ich werde regelmäßig auf der Straße angesprochen. Indem ich als Frau über fünfzig deutlich sichtbar bin und zeige, wie stilvoll und aktiv man durchs Leben gehen kann, möchte ich gern die Botschaft rüberbringen, dass Alter kein Hindernis ist. Man nehme nur Iris Apfel: Sie ist fast vierzig Jahre älter als ich und steht immer noch im Mittelpunkt der Aufmerksamkeit. Es gibt zunehmend mehr 50+-Models, die in der Mode-, Beauty- und Medienindustrie

Erfolg haben. Das beweist, dass es Platz für Models aller Altersgruppen und Kleidergrößen gibt. Solange meine Gesundheit es zulässt, werde ich mit dieser Arbeit fortfahren. Außerdem: Das Beste kommt erst noch. Davon bin ich fest überzeugt. Ich habe noch jede Menge Träume, wäre gern mal auf den Titelseiten von Zeitschriften wie *Harper's Bazaar*, *Vogue* und *Elegance*. Und das ist gut so, denn alles, was man sich erträumt, kann auch wahr werden.

Aber vor allem hoffe ich, dass man in den Medien, in der Werbung und im Geschäftsleben einsieht, dass 50+ wirklich das interessanteste Alter ist. Die Leute warten nur darauf: Sie möchten sich mit Vorbildern in ihrem Alter identifizieren. Es gibt da also ein Riesenpotenzial. Solche Menschen strotzen nur so vor Lebenslust und da ist auch die Kaufkraft. Warum konzentrieren sich dann trotzdem alle auf junge Leute? Jetzt, wo Inklusion und Diversität angesagt sind, glaube ich fest daran, dass die Zeit endlich reif dafür ist: dafür, dass wir lernen, das Alter und das Älterwerden endlich mit anderen Augen zu betrachten. Ich sorge dafür, dass ich gesehen und gehört werde – auch um anderen den Weg zu ebnen. Wir Frauen über 50 sind authentisch. Und wir sind da. Du doch auch? Als Frau über fünfzig bist du in einer fantastischen Lebensphase: Du weißt, wer du bist, hast Höhen und Tiefen erlebt. Diese Lebenserfahrung und Kraft kann dir keiner mehr nehmen. Schon deshalb kannst du hoch erhobenen Hauptes in die Zukunft schreiten. Ein großartiges Zitat der hundertjährigen Modeikone Iris Apfel lautet: »If God is good enough to give you those years, flaunt them.« – »Wenn Gott so nett ist, einem diese Jahre zu schenken, sollte man sie auch stolz zur Schau tragen.« Ich lebe dieses Motto, denn ich setze mich auch in meinem Alter noch in Szene und funkle wie ein Diamant in einem Champagnerglas. Es stimmt: Die beste Zeit ist jetzt!

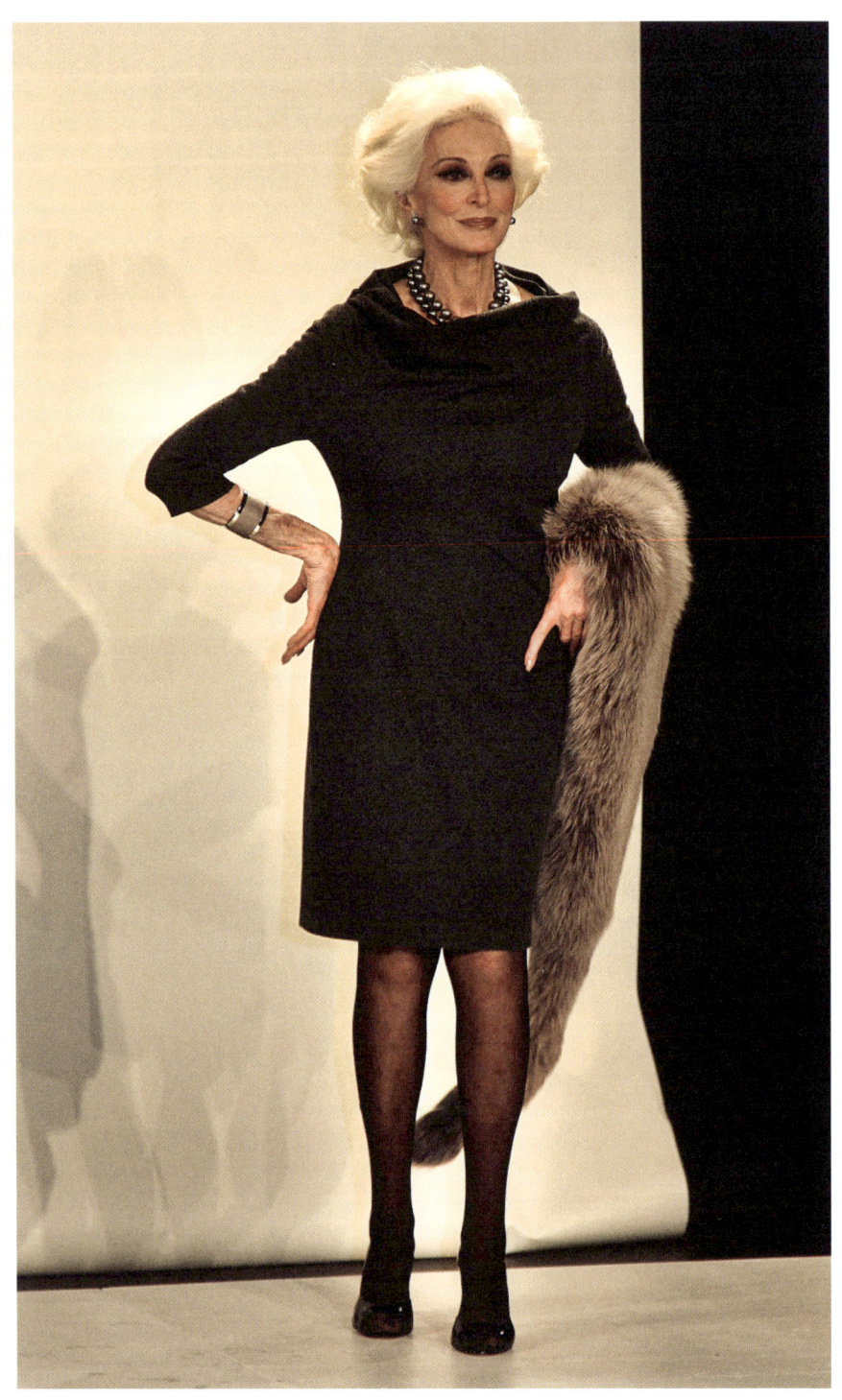

Carmen Dell'Orefice

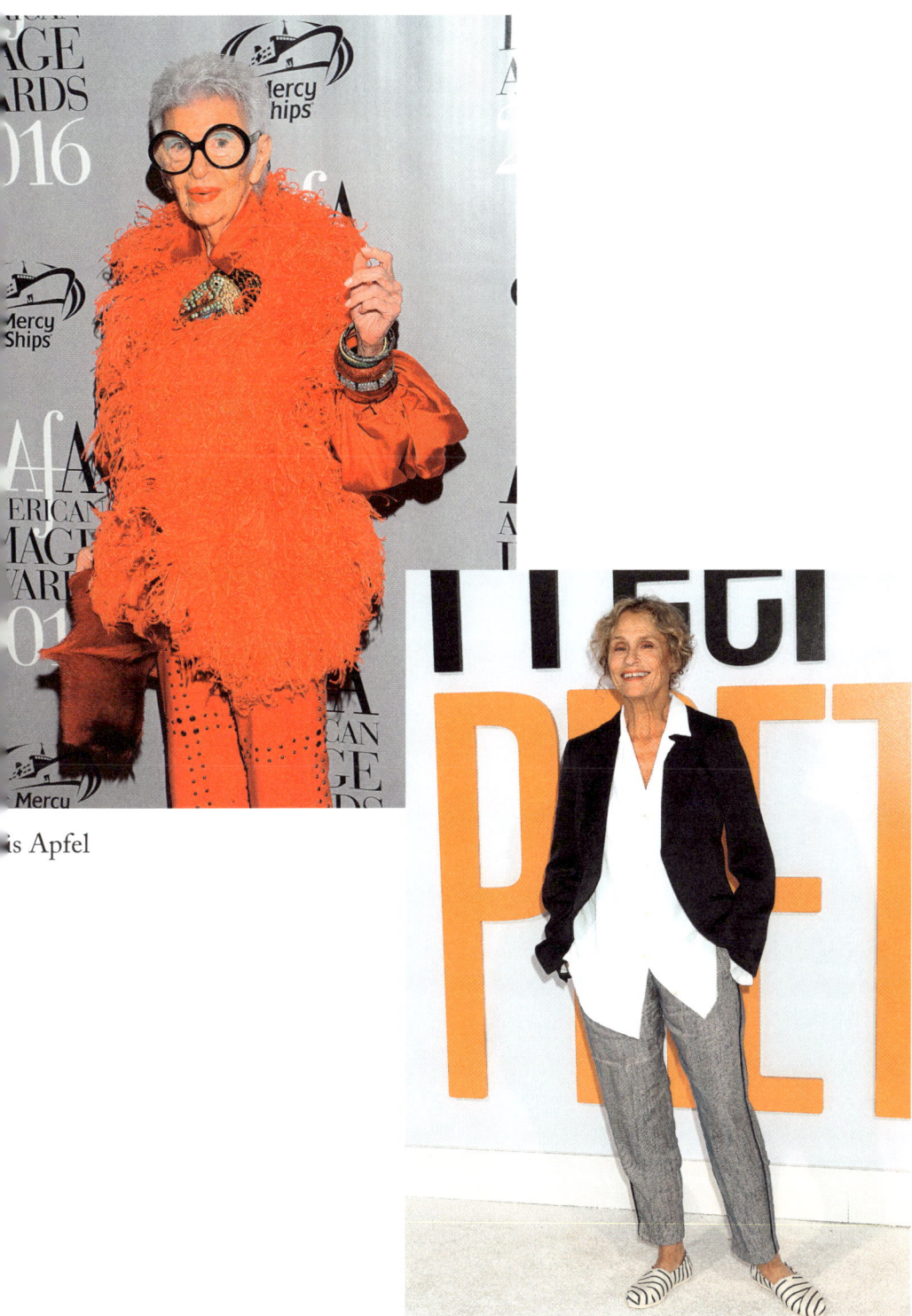

Iris Apfel

Lauren Hutton

Dank

Der größte Schatten in unserem Leben rührt daher,
dass wir uns selbst in der Sonne stehen.

Ralph Waldo Emerson

PETRA

Wie oft habe ich das schon gehört: »Schreib ein Buch!«, »Warum schreibst du kein Buch?«, »Erzähl deine Geschichte!«, »Wann teilst du endlich deine Tipps und Erfahrungen mit uns?« Jetzt ist es also so weit. Mein Dank gilt allen Frauen, die mich persönlich oder über Instagram und Facebook zu diesem Buch ermutigt haben. *Let's stay connected!*

Mein besonderer Dank gilt Journalistin und Multitalent Helene van Santen, die ich zufällig über Instagram kennengelernt habe. Sie ist Mutter, Ehefrau und Chefredakteurin, trotzdem rief sie spontan: »Ich will dieses Buch mit dir schreiben!« Wir waren sofort auf einer Wellenlänge. Du hast meine Gefühle, Erlebnisse und Ideen mit viel Elan zu Papier gebracht. Dein enormer Drive und deine Begeisterungsfähigkeit haben mir manchmal direkt Schweißperlen auf die Stirn getrieben: »Wow, ist diese Frau schnell!« Weder eine wunderbare neue Position als Chefredakteurin bei *Margriet* noch eine Covid-Erkrankung konnten dich aus der Bahn werfen. Apropos Vorbilder …

Ich danke meinem Mann Michael, der Liebe meines Lebens. Du bist mein Anker, mein Kritiker, mein Instagram-Husband, mein Fotograf, mein IT-Techniker, mein liebevoller, humorvoller, manchmal etwas ungeduldiger, aber vor allem stolzer Ehemann: Ich liebe dich. *I always will be your »wifey for lifey«.*

Ich danke meinen Eltern, Pa und Ma – dafür, dass ihr mir beigebracht habt, »über meinen Schatten zu springen«. Und wenn das nicht klappte oder ich ins Straucheln geriet, wart ihr immer für mich da. Bei euch durfte ich mich fallen lassen und wusste, ihr würdet mich auffangen. Ich bin euch zutiefst dankbar.

Bedanken möchte ich mich auch bei meinem Anfeuerungsteam, bei meiner Nichte, der Journalistin Deborah van Bremen, bei meinem Webmaster und E-Commerce-Manager Roderick Eeninkwinkel, bei meiner persönlichen Assistentin Chrissi, bei meiner Physiotherapeutin und Fitnesstrainerin Sonja Vetter und *last but not least* bei meiner Herzensfreundin Serafina Schwarz: Ich schulde euch großen Dank!

Dem Kosmos Verlag, bei dem mein Buch in den Niederlanden erstmals erschienen ist, möchte ich sagen: Danke für eure Begeisterung, für euren Einsatz und euer Vertrauen in unser gemeinsames Buch!

Virginia Romo: danke, für die wunderbaren Illustrationen. Sie machen unser Buch erst vollständig. Dass ich dich inspiriere und dass du mich als Muse bezeichnest, ist mir wirklich eine Ehre.

HELENE

Petra, was Instagram nicht alles möglich macht – ich bin so froh, dass ich dich kennengelernt habe! Du bist eine große Inspirationsquelle für mich und viele andere, deine positive Einstellung ist ansteckend. Danke, dass ich mit dir dieses fantastische Abenteuer unternehmen durfte: unser Buch! Ich bin wahnsinnig stolz darauf.

Mein Dank gilt Marieke Soons, Yolande Michon, Marlot Smeets und allen anderen bei Kosmos; danke für euer Vertrauen in unsere Geschichte und danke für alles, was wir von euch über das Verlegen eines Buches lernen durften. Es war ein unglaublich schöner und lehrreicher Prozess.

Bedanken möchte ich mich auch bei allen Expert:innen, die ich für dieses Buch zurate gezogen habe. In alphabetischer Reihenfolge sind das: Ray van den Berg, Marjan Bohré, Dorenda van Dijken, Anne Margreet van Drooge, Laura van Hoogstraten, Ingeborg Timmerman, Sonja Vetter, Anita Willemars und Carmen Zomers; vielen Dank für eure Mitarbeit!

Großen Dank schulde ich auch Yvette Bax für ihre Hilfe bei der Ausarbeitung der Interviews. Ich hätte sie niemand anderem anvertrauen wollen. *You're the best.*

Virginia Romo und allen anderen, die an diesem Buch mitgewirkt haben, bin ich zu großem Dank verpflichtet.

Ich danke auch meinen Freundinnen, mit denen ich oft über dieses Buch und dieses Thema gesprochen habe: Ich bin so froh über euren Rat und eure Unterstützung. Sowie über all die Freude, die ihr in mein Leben bringt.

Danken möchte ich auch meinen Kollegen bei DPG Media: Joyce Nieuwenhuijs, Frouke Visscher, Martijn van der Neut sowie den gesamten Teams von *Kek Mama* und *Margriet*: danke, dass ihr mir die Freiheit und Flexibilität gegeben habt, dieses Projekt umsetzen zu können.

Ich danke auch meiner Mutter, der größten Inspirationsquelle überhaupt. Sie hat mir gezeigt, dass man das Beste aus seinem Leben machen muss und auch als Mädchen und Frau schamlosen Ehrgeiz an den Tag legen darf: liebe Mama, danke, dass du immer an mich glaubst und mir das beste Vorbild warst. Danke auch für die Liebe, die du Charlotte und mir stets geschenkt hast: Ich liebe dich.

Charlotte, *sisters for life. Love you.*

Navin, danke, dass du so bist, wie du bist, und dass du mich so sein lässt, wie ich bin. Dass du mich bei meinen ehrgeizigen Zielen und neuen Plänen vorbehaltlos unterstützt. Danke für all die Liebe, die ich dank dir in meinem Leben habe.

Danke auch Milo und Oliver, dass ich durch euch erleben durfte, wie es ist, Mutter zu sein: die schönste Rolle, die ich jemals ausfüllen werde.

Navin, Milo und Oliver, *you color my world. I love-e-ju-ju.*

Danken möchte ich auch allen Frauen in meinem Leben und nicht nur ihnen: danke, dass es euch gibt. Frauen, die andere Frauen unterstützen, danke für eure *sisterhood*. Dieses Buch ist euch gewidmet, denn ohne euch hätte es dieses Buch nie gegeben. Leserinnen dieses Buches: Ich hoffe, dass mindestens eines bei euch hängen bleibt: Traut euch, eure Träume zu verfolgen, egal ob ihr nun acht oder 58 seid. Es ist euer Leben, macht etwas Unvergessliches daraus.

Traut euch, eure Träume zu verfolgen.

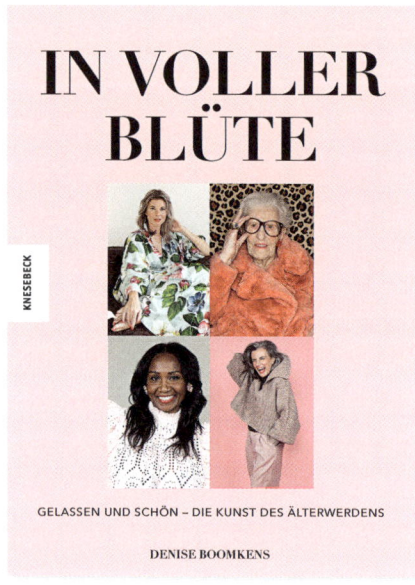

In voller Blüte

Gelassen und schön – Die Kunst des Älterwerdens
ISBN 978-3-95728-616-1

Die Fotografin Denise Boomkens porträtiert über hundert Frauen im Alter zwischen 40 und 100 Jahren und zeigt mit diesen Bildern die Vielseitigkeit und Schönheit von Frauen abseits der Werbekataloge.

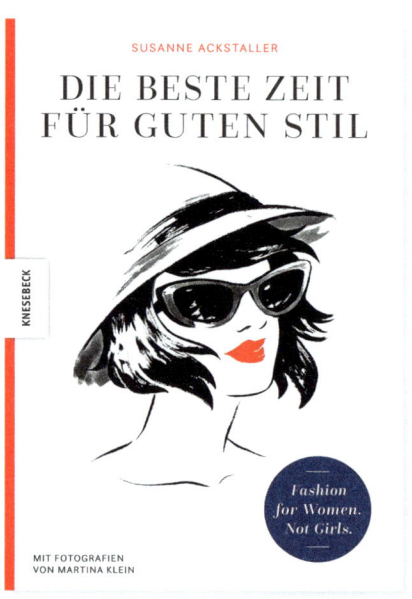

Die beste Zeit für guten Stil

Fashion for Women. Not Girls.
ISBN 978-3-95728-444-0

Mit einem Augenzwinkern teilt die Modebloggerin und Kolumnistin Susanne Ackstaller ihr Wissen rund um guten Stil und beweist, dass man in jedem Alter Spaß an Mode haben kann.

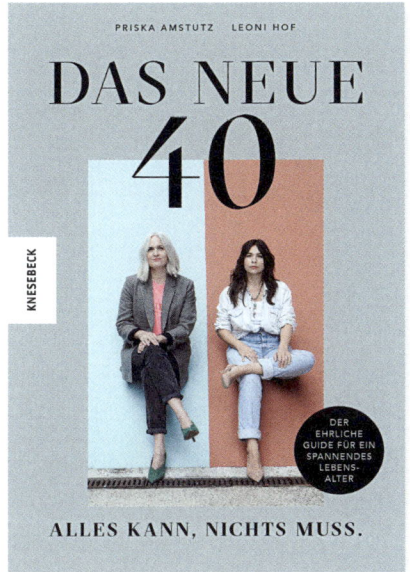

Das neue 40 - Alles kann, nichts muss
Der ehrliche Guide für ein spannendes
Lebensalter
ISBN 978-3-95728-467-9

40 zu sein war nie so, wie es heute ist. In Porträts
und Essays geben spannende Frauen Anregungen zu Themen, die Frauen in der Lebensmitte
umtreiben.

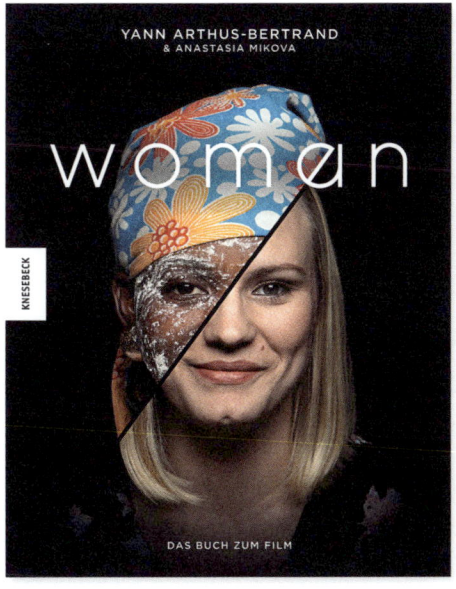

Woman
Was wir erleben, träumen, hoffen
ISBN 978-3-95728-311-5

Der Bildband des Fotografen Yann Arthus-
Bertrands zeigt in eindrucksvollen Porträts und
berührenden Interviews mit bekannten und
unbekannten Frauen aus allen Bevölkerungs-
schichten, was Frauen weltweit bewegt.

Titel der Originalausgabe: De tijd van je leven: energiek en stijlvol leven na je 50ste
Erschienen bei Kosmos Uitgevers
Copyright © 2021 Petra van Bremen und Helene van Santen/Kosmos Uitgevers

Layout: Ap van Rijsoort, Scribent.nl
Illustrationen: © Virginia Romo
Fotos: © Michael Kubenz: S. 7 links unten und oben, 23, 56 oben und unten rechts,
67, 75, 101, 132, 143, 178 oben, 179 oben links und unten rechts.
© Streetstyleshooters/Getty Images for MADELEINE: Cover, S. 56 Mitte links
und rechts 57, 178 links und unten.
© Liubov Fominykh: S. 7 rechts, 163, 171, 179 oben rechts und unten links, 191.
© Lev Radin/Shutterstock: S. 198.
© Ron Adar/Shutterstock: S. 199 oben.
© Kathy Hutchins/Shutterstock: S. 199 unten.

Deutsche Erstausgabe
Copyright © 2022 von dem Knesebeck GmbH & Co. Verlag KG, München
Ein Unternehmen der Média-Participations

Projektleitung: Anja Sommerfeld, Knesebeck Verlag
Übersetzung: Christiane Burkhardt und Janine Malz, München
Lektorat: Silke Weiher, München
Umschlaggestaltung: Leonore Höfer, Knesebeck Verlag
Satz: Bernadett Linseisen (schere.style.papier), München
Herstellung: Arnold & Domnick, Leipzig
Druck: Graspo CZ, a.s.
Printed in Czech Republic

ISBN 978-3-95728-657-4

www.knesebeck-verlag.de

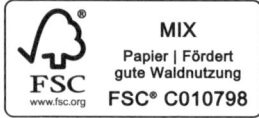